A Psicomotricidade na Equoterapia

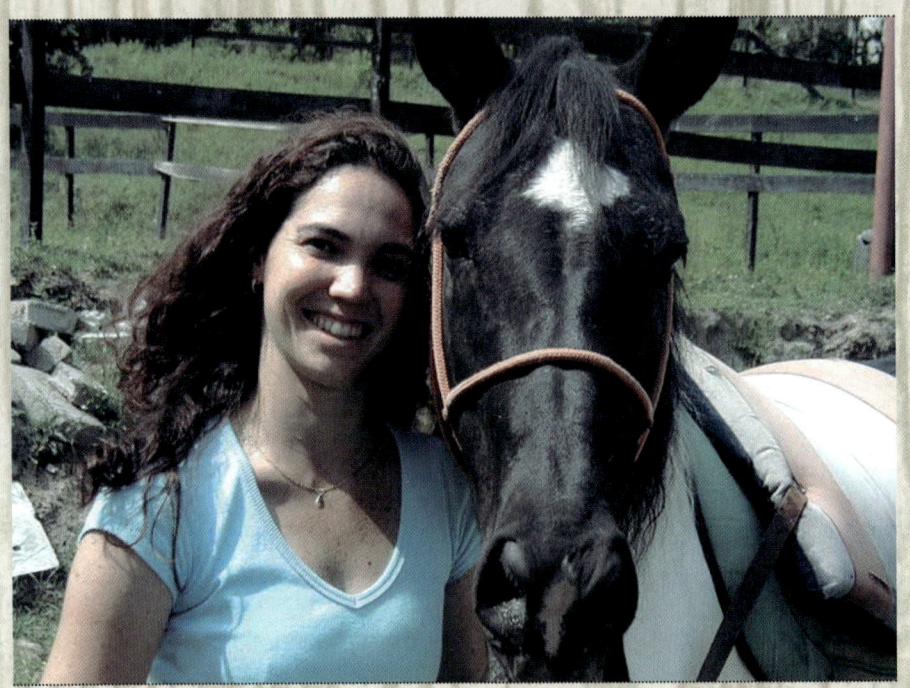

Tatiana e Tieta

Tatiana Lermontov

A Psicomotricidade na Equoterapia

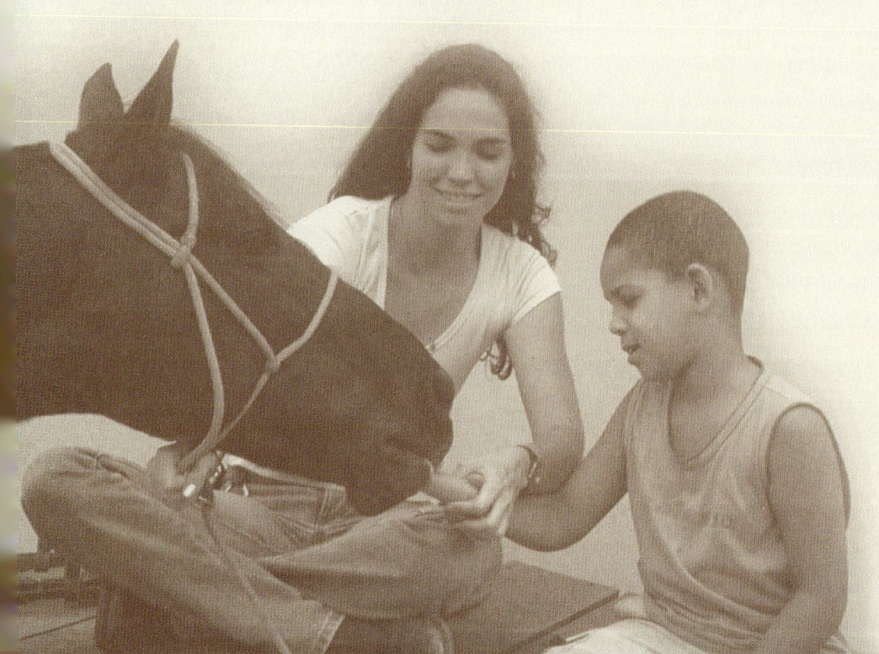

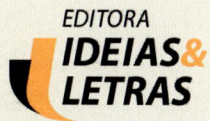
Editora
IDEIAS & LETRAS

Direção Editorial: *Carlos Silva e Ferdinando Mancílio*
Conselho Editorial: *Avelino Grassi e Roberto Girola*
Coordenação editorial: *Elizabeth dos Santos Reis*
Revisão: *Ana Lúcia de Castro Leite e Maria Isabel de Araújo*
Projeto gráfico e editoração: *Luciana Mello & Monika Mayer*
Capa: *Luciana Mello & Monika Mayer*

© Ideias & Letras, 2017

2ª impressão

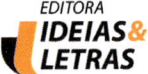

Rua Barão de Itapetininga, 274
República - São Paulo /SP
Cep: 01042-000 – (11) 3862-4831
Televendas: 0800 777 6004
vendas@ideiaseletras.com.br
www.ideiaseletras.com.br

Dados Internacionais de Catalogação na Publicação (CIP)
(Câmara Brasileira do Livro, SP, Brasil)

A psicomotricidade na equoterapia / Tatiana Lermontov. —
Aparecida, SP: Idéias e Letras, 2004.

ISBN 85-98239-04-6

1. Equitação – Uso terapêutico 2. Exercícios terapêuticos 3. Psicomotricidade I. Título.

04-0374   CDD-615.8515

Índices para catálogo sistemático:

1. Equoterapia e psicomotricidade: Terapias específicas 615.8515
2. Psicomotricidade e equoterapia: Terapias específicas 615.8515

"Tatieta"

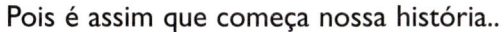

Sempre acreditei em Anjo da Guarda, só não imaginava que vinha também em forma de animais...

Pois é assim que começa nossa história...

Quando conheci a Tieta, não tinha a mínima ideia do quanto mudaria o rumo de nossas vidas: minha e do meu filho Matheus.

Nascido, em 1991, com uma síndrome rara de nome *West*, Matheus foi desenganado por todos os médicos que passaram por sua vida.

Para eles, Matheus nunca andaria, falaria, enxergaria e, o pior, não chegaria aos 10 anos.

Desde então, aprendi que deveria acreditar nos médicos muito pouco, e entregar a eles nossos filhos, nunca.

Desde 1997, ao conhecer o trabalho de Equoterapia, com nossa Tieta, não só nosso dia-a-dia vem mudando, mas também o universo do meu filho vem se expandindo diariamente para todas as direções, não somente na parte física mas também na sua autoestima, sua independência, sua relação com o mundo que o cerca e principalmente com as pessoas.

Logo na sua terceira sessão, Matheus começou a rodopiar e a dar passos para trás, o que para pais de uma criança portadora de qualquer tipo de deficiência é um grande avanço. Imaginem como fiquei?!

Pois é, hoje nosso Matheus, aos 12 anos, anda, enxerga e se comunica em um dialeto próprio que, quando ouvido com os ouvidos do coração, conseguimos entender plenamente.

Foi nesses 12 anos que comecei a viver uma nova vida.

Aprendi que o segredo de tudo é o Amor.

Palavrinha pequena, mas que remove montanhas.

Levanta-nos quando não temos mais forças.

Encoraja-nos quando achamos que já é o final.

Mas principalmente nos alimenta a cada dia para juntarmos nossos pedaços e voltarmos à arena e vencermos mais uma batalha. Sim, batalha.

Pequenas e grandes, pois é assim que escrevemos o Livro de Nossa Vida.

Com nossos erros e acertos, sorrisos e lágrimas.

A todos vocês, Pais de Anjos tão Especiais, portadores de algum tipo de deficiência física ou mental, acreditem na Força Maior.

Acreditem que tudo podemos, pois temos o direito e viemos para sermos felizes.

Não deixem que nossos olhos vejam essa pequenina diferença que nossos amados filhos têm das outras crianças. Tampouco permitam que eles a sintam. Isso nunca.

Aprendam a deixar a linguagem do nosso coração, que é nosso mestre e bússola, guiar-nos e enxergá-los.

Confiem. Confiem sempre. Esse é o segredo. E assim, somente assim, o horizonte infinito que está reservado para nossos filhotes será conquistado na plenitude...

A você, Tatiana, agradeço a fiel dedicação e esse olhar puro e contagioso pelo que faz com tanto amor.

E a você, Tieta, pela magia de seu cavalgar, transformando nossas vidas como um passe de mágica, com sua energia.

Aprendi também com vocês que a cada dia surgem em nossas vidas novas soluções e tratamentos para aliviar ou resolver nossas dores e dificuldades, basta querermos ver.

A vocês duas, obrigado por existirem e deixar-nos fazer parte dessa linda missão.

Mauro Igrejas
pai do Matheus

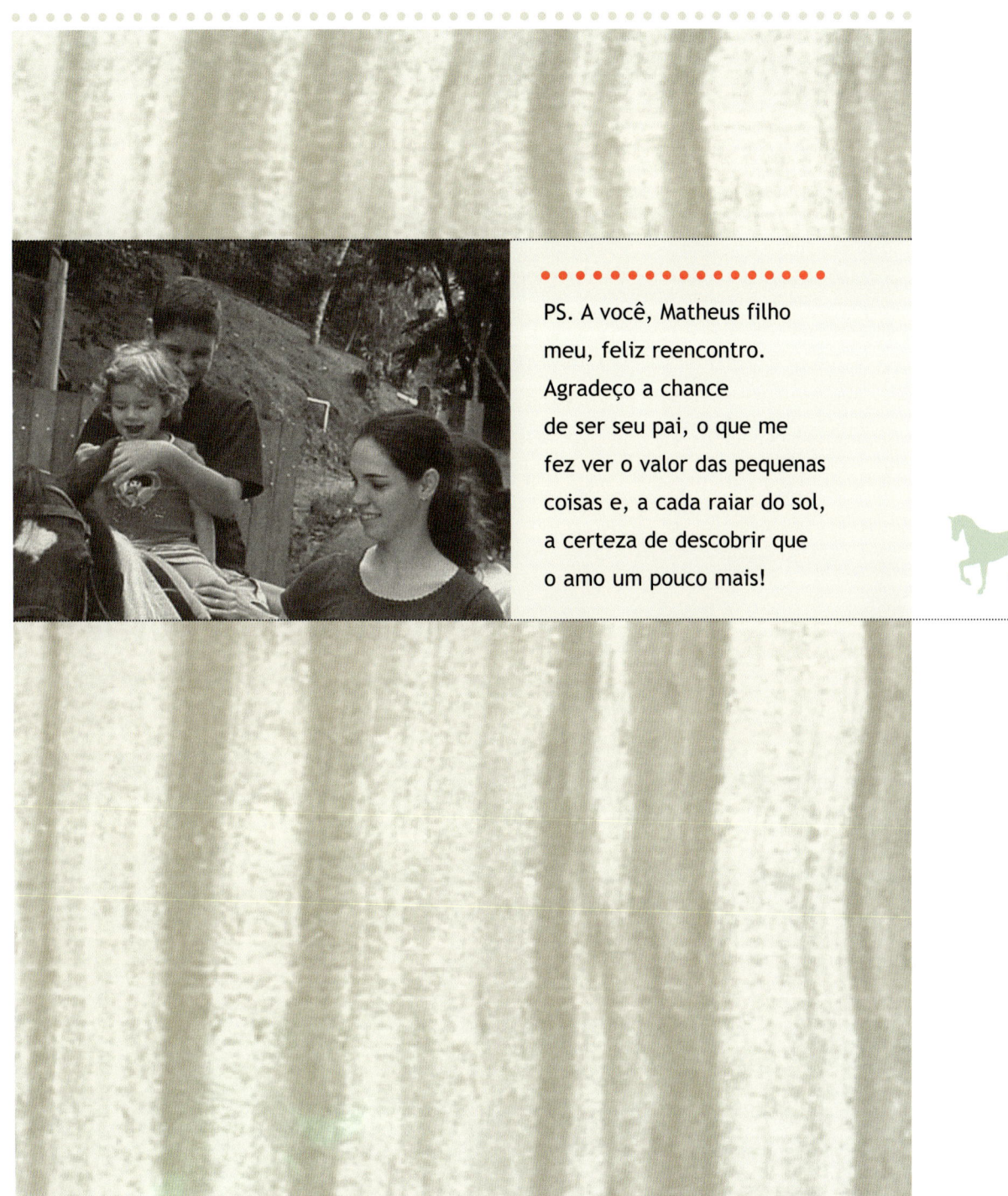

PS. A você, Matheus filho meu, feliz reencontro. Agradeço a chance de ser seu pai, o que me fez ver o valor das pequenas coisas e, a cada raiar do sol, a certeza de descobrir que o amo um pouco mais!

Dedico este livro a
meus queridos pais,
a minha avó Tatjana,
a meu irmão André
e ao Emanuel,
uma pessoa
muito especial
em minha vida.

Agradecimentos

Primeiramente, a Deus, que me dá saúde e pela certeza de tê-lo sempre comigo.
Aos meus pais que, com amor e amizade, me ajudaram sempre a manter os estudos com muita garra, lutando ao meu lado em todos os momentos de dificuldades.
Aos amigos, pais e praticantes da equoterapia, que me apoiaram e colaboraram para a elaboração deste livro.
A minha sócia e amiga, Christiane Q. Sarmento, que se dispôs a ajudar em tudo o que fosse preciso.
Ao Emanuel Senna, que sempre esteve presente ao meu lado e me ajudou a construir e concretizar um sonho, o Centro de Equoterapia Pratique.
Ao Prof. Eduardo Costa, que me ensinou com grandiosidade tudo o que sei relacionado à Psicomotricidade e que me mostrou como não desistir de meus objetivos, apoiando-me e acreditando no meu trabalho.
A todas as minhas amigas e amigos que estiveram sempre ao meu lado, nos bons e nos maus momentos, me incentivando e me consolando.

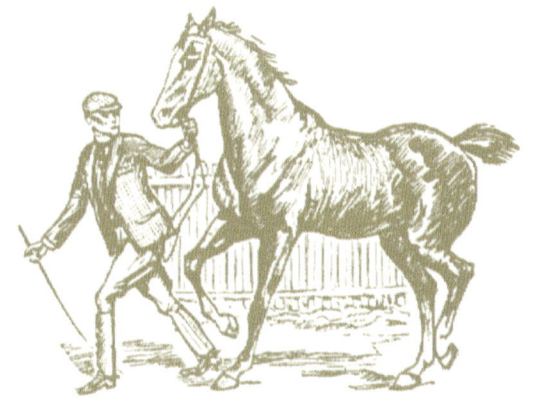

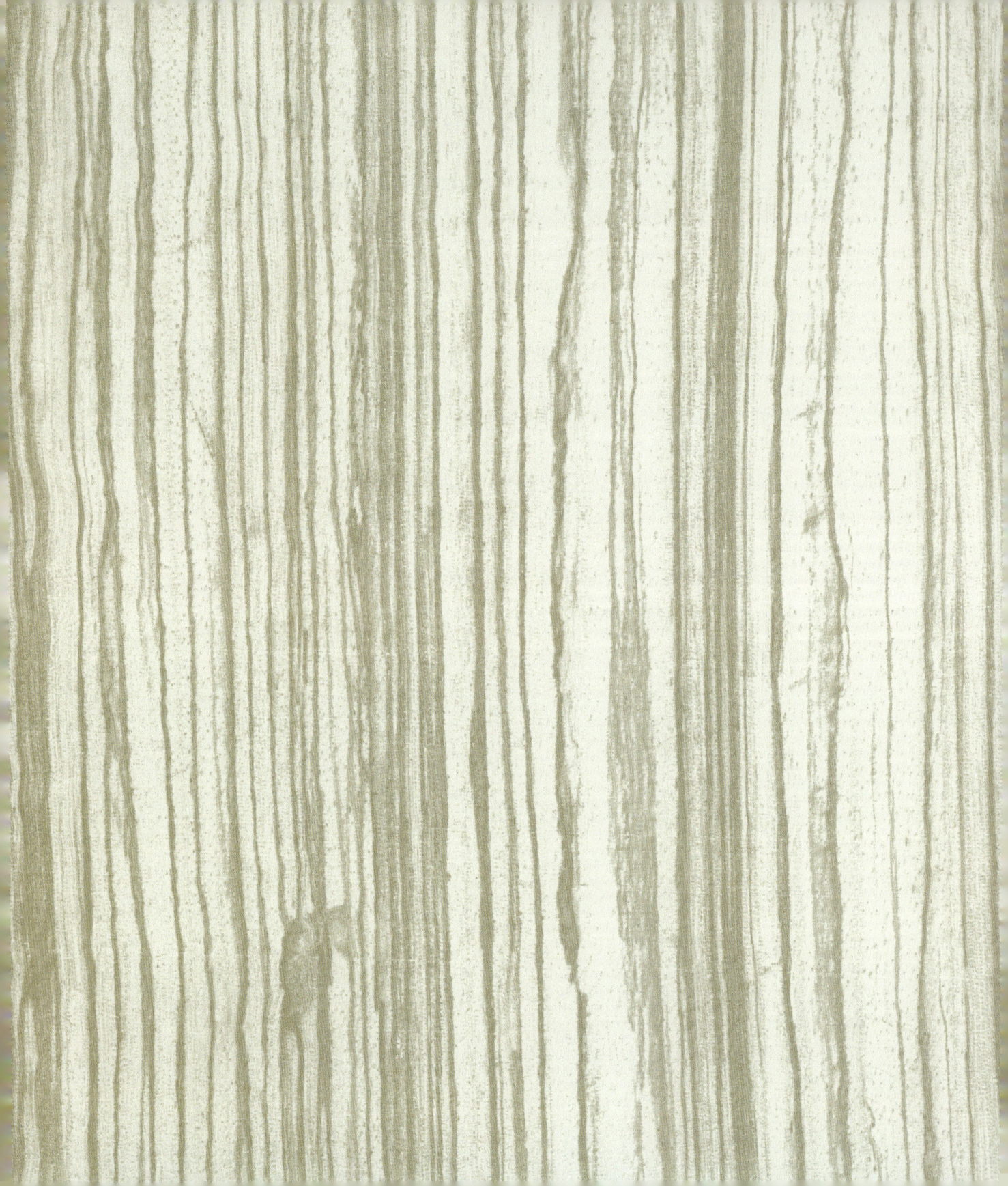

Sumário

Prefácio.. 15

Introdução.. 17

1. *A Psicomotricidade*............................... 19

1. DEFINIÇÃO.. 20

2. HISTÓRICO.. 21

3. CONCEITOS PSICOMOTORES................ 23

3.1. Esquema corporal . 23

a) Tonicidade . 24

b) Equilíbrio . 25

3.2. Imagem corporal . 27

3.3. Coordenação motora . 28

a) Coordenação dinâmica global . 29

b) Coordenação visomotora . 29

3.4. Lateralidade e dominânica lateral . 31

3.5. Estruturação espacial / Orientação temporal . 32

3.6. Ritmo . 33

3.7. Percepção . 34

3.8. Cognição . 35

3.9. Atenção . 35

3.10. Concentração . 36

Sumário

2. *Fundamentos teóricos da Equoterapia*...... 39

1. DEFINIÇÃO.. 40

2. HISTÓRICO.. 42

3. O CAVALO E A EQUOTERAPIA........................ 52

3.1. Peculiaridades do cavalo . 52

3.2. Hipologia do cavalo . 56

a) Cabeça . 56

b) Pescoço . 57

c) Tronco . 58

d) Membros . 59

3.3. Movimento cinesioterapêutico do cavalo . 60

a) O passo humano . 62

3.4. Tipos de andaduras do cavalo . 68

a) O passo . 69

b) O trote . 70

c) O galope . 71

3.5. O cavalo para equoterapia . 72

3.6. Equipamentos utilizados na equoterapia . 75

4. INDICAÇÃO E CONTRAINDICAÇÃO DA EQUOTERAPIA....76

4.1. Indicações . 77

a) Patologias ortopédicas . 77

b) Patologias neuromusculares (neuropatias) . 78

c) Patologias cardiovasculares e respiratórias . 78

d) Outras patologias . 79

4.2. Contraindicações . 79

Sumário

5. OBJETIVOS E BENEFÍCIOS DA EQUOTERAPIA........ 80

5.1. Benefícios físicos / psicomotores . 81

a) Melhora no equilíbrio . 81

b) Coordenação motora . 82

c) Melhora na postura . 84

d) Adequação do tônus muscular — relaxamento ou aumento do tônus . 85

e) Alongamento e flexibilidade muscular . 86

f) Dissociação de movimentos . 88

g) Melhora nos padrões anormais através da quebra de padrões patológicos . 89

h) Consciência corporal: Esquema e imagem corporal . 89

i) Melhorias na respiração e circulação . 91

j) Integração dos sentidos . 92

l) Funções intelectivas (cognição) . 93

m) Fala e linguagem . 94

n) Melhoria do apetite, digestão e deglutição (controle de sialorreia) . 95

o) Fadiga . 95

p) Ganhos obtidos para as Atividades da Vida Diária (AVD'S) . 95

5.2. Benefícios sociais . 96

5.3. Benefícios psicológicos . 97

a) Autoconfiança / autoestima . 97

b) Bem-estar . 98

c) Estimula o interesse no mundo exterior . 98

d) Relações do praticante . 99

Sumário

6. Programas da equoterapia.................. 103

6.1. Hipoterapia . 103

6.2. Educação e reeducação . 104

6.3. Pré-esportivo . 104

7. A equipe de equoterapia.................. 105

a) Profissionais da área da Saúde . 105

b) Profissionais da área da Educação . 106

c) Profissionais da área da Equitação e do trato animal . 106

3. *Aspectos da Psicomotricidade na Equoterapia*...... 109

4. *Caso clínico*.................................. 113

a) Anamnese . 114

b) Tratamento . 117

Conclusão.................................... 121

Bibliografia.................................. 125

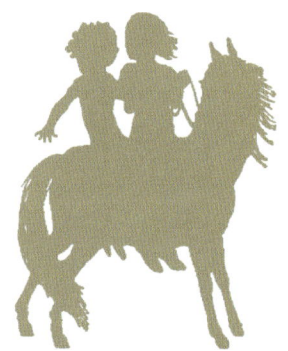

Prefácio

Trabalhar com crianças é um dom. Conviver com crianças portadoras de necessidades especiais é uma dádiva imensa. Ao acrescentar a essa atividade um cavalo, perpetuamos uma ligação atávica, maravilhosa e benéfica.

Transformamos seres diferentes em um único maravilhoso ser: um centauro, guerreiro, cujas patas misturam-se aos braços, troncos unidos e olhares paralelos.

Trazer à tona sentimentos de prazer, autoestima, autoconfiança e, principalmente, proporcionar momentos lúdicos em forma de terapia é talvez o aspecto que transforma a Equoterapia em uma atividade eficaz e divertida, gratificante para os que a praticam e talvez um fator potencializador de elevação espiritual para aqueles que se dedicam a, sobre o dorso de um cavalo, alçar um voo mágico.

Reconhecida como terapia de reabilitação, a Equoterapia torna-se uma revolucionária maneira de reintroduzir o convívio com a natureza, revalorizando as atividades ao ar livre, o cheiro de mato, o calor que emana do corpo do cavalo, seus movimentos cadenciados e respostas suas às atitudes de carinho.

Sendo uma terapia altamente lúdica, torna-se eficaz pelo prazer que o praticante encontra sobre o cavalo, fazendo com que os resultados sejam rápidos e intensos, de forma dinâmica e divertida, cada praticante responde às solicitações dos profissionais da equipe de forma prazerosa, desenvolvendo atividades e exercícios sem a mecanização repetitiva e monótona, em meio ao verde e sob o azul do céu.

Descrever a totalidade de benefícios obtidos, o equilíbrio necessário ao caminhar, às vezes falta tão pouco! A sensação de conseguir foi difícil, mas eu consegui!

Como definir todo o universo que a diversidade carrega consigo? Descobrir que, sobre o dorso de um cavalo, ao olhar do alto, cada pessoa acostumada aos olhares de comiseração e tolerância torna-se grande, capaz e forte, resta-nos apenas a humildade de não tentar definir. Resta-nos a consciência de estar fazendo nossa parte de forma eficiente, de forma responsável e, por que não, de forma divertida?

Tornamo-nos agentes, juntamente com o cavalo, de grandes conquistas e vitórias, fortalecendo cada vez mais uma terapia antiga, utilizada em épocas diversas para beneficiar

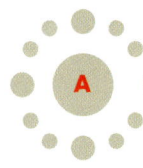# A PSICOMOTRICIDADE NA EQUOTERAPIA

a vida e as condições de pessoas mutiladas, veteranos de guerra na Antiguidade, para pessoas nervosas e apresentada como a solução de distúrbios de forma quase empírica.

Atualmente, essa terapia com o cavalo é reconhecida oficialmente; depois de anos de pesquisa e acompanhamentos, exames clínicos, constatou-se que as melhorias eram reais e palpáveis. Constatou-se que era um valioso recurso também para pequenos problemas comportamentais, entre tantos.

Sobre o dorso de um cavalo, cada criança cuja infância é carregada de expectativas pode sentir o vento no rosto, o movimento ondulado, relaxante e embalador. Pode sentir-se livre, sob as asas desses anjos que caminham ao lado do cavalo, esses mesmos anjos que as acompanham e comemoram cada vitória. Cada criança tão especial para todos nós que trabalhamos com elas e com o cavalo terá muito o que agradecer à maravilhosa obra que um desses anjos preparou, por meio de muitas pesquisas, e com o mesmo carinho que a leva a misturar seus passos no chão, com as marcas das ferraduras, perpetuando uma ligação mitológica de seres criados num dia de muita inspiração pelo Grande Criador do Universo.

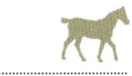

Angela Simas Andrade de Oliveira
RECIFE, SETEMBRO DE 2003

Equitadora especializada em Equoterapia, Consultora Técnica, Fundadora e Diretora do Centro de Equoterapia de Pernambuco, Ex-Presidente da Associação Pernambucana de Equoterapia, atual Diretora do Centro Pernambucano de Terapia Equestre

Introdução

A equoterapia é um método terapêutico baseado na prática de atividades equestres e técnicas de equitação, que utiliza o cavalo como instrumento de trabalho. O movimento rítmico, preciso e tridimensional do cavalo, que ao caminhar se desloca para frente/trás, para os lados e para cima/baixo, pode ser comparado com a ação da pelve humana no andar. O praticante da equoterapia é levado a acompanhar os movimentos do cavalo, tendo de manter o equilíbrio e a coordenação para movimentar simultaneamente tronco, braços, ombros, cabeça e o restante do corpo, dentro de seus limites.

O deslocamento do cavalo impõe ao praticante um movimento doce, ritmado, repetitivo e simétrico. Para manter o equilíbrio, o tônus muscular deve adaptar-se alternadamente ao tempo de repouso e de atividade. Significa reconhecer uma atitude corporal pelo senso postural, depois reajustar sua posição. Com isso, ele é conduzido a melhor compreensão de seu esquema corporal.

Os exercícios psicomotores não têm um fim em si mesmos, mas são um meio para atingir a integração do sujeito no meio físico e social, trabalhando a relação que se estabelece entre a consciência deste e o mundo que o cerca.

Tendo como objetivo principal facilitar a compreensão do leitor, o trabalho será desenvolvido da seguinte forma:

No **capítulo I** serão abordados alguns conceitos de psicomotricidade, assim como um pouco de sua história.

O **capítulo II** será focado em fundamentos teóricos da equoterapia, mostrando aspectos do animal e da reabilitação, apontando ao mesmo tempo como a psicomotricidade está presente na equoterapia.

No **capítulo III** serão descritos alguns aspectos psicomotores encontrados durante os exercícios realizados na terapia equoterápica.

No **capítulo IV** será descrito um caso clínico, a título de ilustração de um tratamento equoterápico com uma visão psicomotora.

O **último capítulo** é dedicado às conclusões do presente livro.

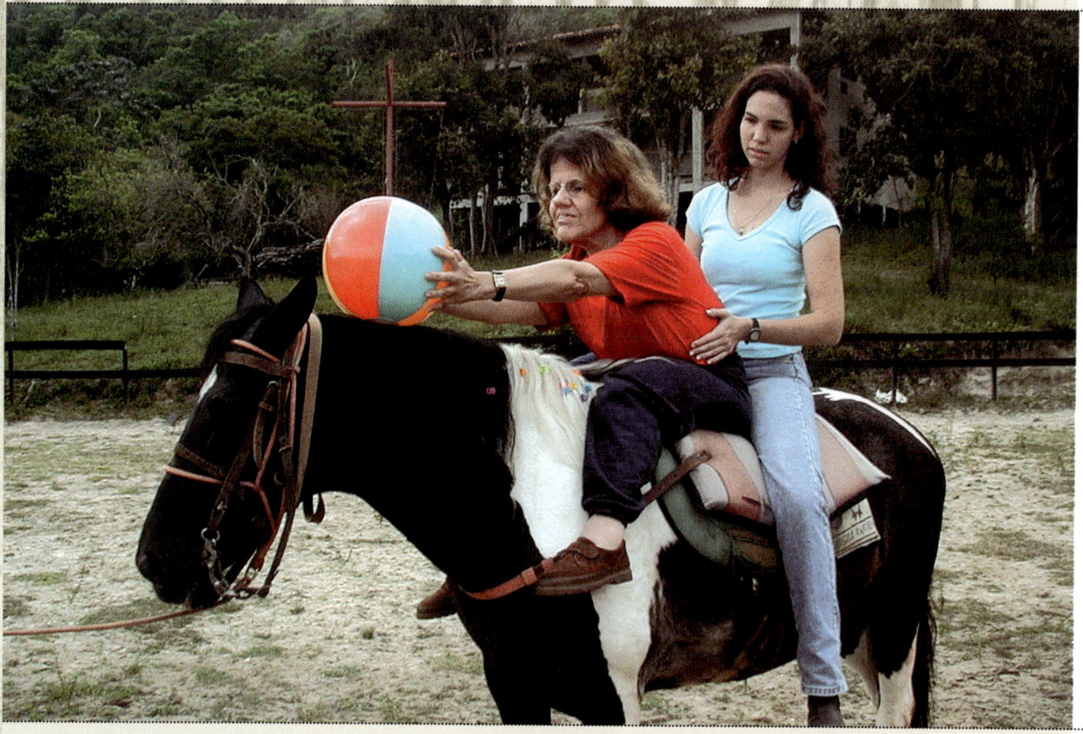

A Psicomotricidade na Equoterapia

A Psicomotricidade

1

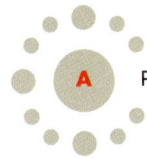 A PSICOMOTRICIDADE NA EQUOTERAPIA

1. Definição

Segundo a Sociedade Brasileira de Psicomotricidade, a psicomotricidade é *a ciência que tem como objeto de estudo o homem através do seu corpo em movimento e em relação ao seu mundo interno e externo, bem como suas possibilidades de perceber, atuar, agir com o outro, com os objetos e consigo mesmo. Está relacionada ao processo de maturação, no qual o corpo é a origem das aquisições cognitivas, afetivas e orgânicas* (S.B.P., 1999).

Segundo Alfred e Françoise Brauner (*apud* OSÓRIO, p. 48), é *a interação que existe entre o nosso pensamento consciente e o movimento efetuado por nossos músculos.*

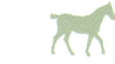

Seu objetivo é fornecer elementos para que a criança possa construir seu desenvolvimento global, através de seu próprio corpo e da relação do corpo com o meio ambiente. É tocando, apalpando, correndo, cheirando, observando, que a criança desenvolve seu físico, realiza seus conhecimentos, elabora seus conceitos, desperta suas emoções, enfim, percebe o mundo que a cerca e constrói seu mundo interior (OSÓRIO, p. 48).

A psicomotricidade é uma nova ciência que cuida do indivíduo a partir de seu corpo e de sua capacidade psíquica de realizar movimentos. Não se trata da realização do movimento propriamente dito, mas da atividade psíquica que transforma a imagem para a ação em estímulos para os procedimentos musculares adequados.

Psicomotricidade, portanto, é um termo empregado para uma concepção de movimento organizado e integrado, em função das experiências vividas pelo sujeito, cuja ação é resultante de sua individualidade, sua linguagem e sua socialização.

A Psicomotricidade vem despertando o interesse de profissionais de várias áreas, principalmente as de Educação e Saúde.

2. Histórico

A reflexão sobre motricidade remonta a mais alta antiguidade. Desde Platão, na Grécia Antiga, já se fazia referência ao corpo e mente. Aristóteles dizia que é a alma que põe o coração em movimento, acionando esse foco de energia de maneira tal que o corpo possa se movimentar. Descartes concebeu o movimento humano como sujeito à consciência voluntária. No entanto, somente a partir de estudos de Maine de Biran (*apud* COSTE, 1992, p. 12) conceberam-se noções próximas das que utilizamos hoje. Este foi o primeiro a falar que o movimento é um componente essencial da estrutura psicológica do eu e que é na ação que o eu adquire consciência de si mesmo e do mundo.

O movimento começa, assim, há cerca de um século, a ser concebido como agente curativo, "pondo na ordem as orientações energéticas". O paradigma dessa perspectiva pioneira sustentava que "dominando os movimentos, o praticante disciplinaria a razão", um conceito psicomotor relevante.

A psicomotricidade recebeu influências de outras ciências, como a Psiquiatria, a Psicanálise, a Pedagogia e a Psiconeurofisiologia, principalmente a partir de observações feitas pelo médico neurologista Ernest Dupré, em torno do ano de 1907. Ele definiu claramente, através de estudos clínicos, o que era debilidade motora, instabilidade motora e diferenças entre tiques, sincinesias e paratonias.

Em torno de 1925, os estudos de Henri Wallon foram importantes para o surgimento da psicomotricidade. Ele, diferentemente de Dupré que relacionou a motricidade com a

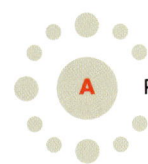

inteligência, estudou a relação entre a motricidade e o caráter. Isso permitiu relacionar o movimento ao afeto, à emoção, ao meio ambiente e aos hábitos da criança. Para Wallon, a consciência, o conhecimento e o desenvolvimento geral da personalidade não podem ser isolados das emoções. Ele aprofundou seus estudos na relação que une o *tônus* (pano de fundo de todo ato motor) e a emoção. A partir das obras de H. Wallon foi possível constituir, pela síntese de múltiplas correntes e teorias, uma técnica terapêutica nova, cujo objetivo era a reeducação das funções motoras perturbadas. Ele forneceu importantes informações sobre o desenvolvimento neurológico do recém-nascido e da evolução psicomotora da criança.

J. Ajuriaguerra (1947), em seu *Manual de psiquiatria infantil*, trouxe-nos mais uma interessante ótica do desenvolvimento psicomotor, deixando bem claro o que são os transtornos psicomotores que oscilam entre o neurológico e o psiquiátrico. Situa a evolução da criança como sinônimo de conscientização e conhecimento cada vez mais profundo de seu corpo. Para esse autor, a criança é o seu corpo.

O neurologista infantil Gesel (1946) marcou presença, contribuindo para a elaboração de diagnósticos e na percepção da formação da identidade e do desenvolvimento da criança normal e as características diferenciadas de crianças bem dotadas, assim como as afetadas por lesões ou enfermidades.

Vários autores da psicanálise, como S. Freud, M. Klein, D. Winnicott, W. Reich, Samí Alí, entre outros, foram importantes com suas obras para o surgimento da Psicomotricidade, dando viradas nas perspectivas clínico-teóricas do campo psicomotor.

Um dos primeiros institutos fundados foi o Instituto Argentino de Reeducación, em 1946/47, integrado por médicos, psicólogos e professores de diferentes áreas.

Em 1949, duas escolas especiais, na Argentina, tiveram a psicomotricidade regulamentada dentro do âmbito particular do ensino especial.

Somente na década de 1970 é que a psicomotricidade deixa de ser educativa ou reeducativa e inicia seu campo na clínica psicomotora, tendo como ponto de partida a influência da psicomotricidade francesa.

Em 1977, há a criação da primeira iniciativa na América Latina, a Associação Argentina de Psicomotricidade e, a partir de 1980, a difusão e extensão da psicomotricidade conquistam o mundo.

No Brasil, os estudiosos uniram-se em torno da Sociedade Brasileira de Psicomotricidade, por eles fundada em 1980.

3. Conceitos Psicomotores

3.1. Esquema corporal

Considera-se esquema corporal o conhecimento que temos do corpo em movimento ou posição estática, em relação aos objetos e ao espaço que o cerca. Nessa noção estão implícitos a tomada de consciência e o controle das sensações relativas ao próprio corpo (OSÓRIO, p. 3).

O esquema corporal, que em nossa mente regula a posição dos músculos e de partes do corpo, modifica-se com o tempo.

Segundo Wallon, *o esquema corporal é um elemento básico indispensável para a formação da personalidade da criança. É a representação relativamente global, científica e diferenciada que a criança tem de seu próprio corpo* (apud MEUR e STAES, 1989, p. 9).

Segundo Hurtado (1991, p. 51), o esquema corporal é a organização psicomotriz global, compreendendo todos os mecanismos e processos dos níveis motores, tônicos, perceptivos, sensoriais e expressivos (verbais e extraverbais), processos nos quais e pelos quais o aspecto afetivo está constantemente investido. É o resultado da experiência do corpo da qual o indivíduo toma pouco a pouco consciência e a forma de relacionar-se com o meio por suas próprias possibilidades.

Em função de sua pessoa, a própria criança percebe-se e percebe as pessoas e as coisas que a cercam e com isso sua personalidade se desenvolverá graças a uma progressiva tomada de consciência de seu corpo, de seu ser, de suas possibilidades de agir e transformar o mundo à sua volta.

Dois elementos são fundamentais para a correta elaboração do esquema corporal:

A) Tonicidade

A consciência do nosso corpo e sua possibilidade de utilização dependem de um correto funcionamento da tonicidade.

Segundo Osório (p. 7), *a tonicidade é a ação corporal na qual determinados músculos alcançam um grau elevado de tensão enquanto outros se relaxam. É a dosagem adequada da tensão muscular para cada gesto ou atitude. Logo, a execução de um ato motor implica no controle de tônus do músculo.*

O tônus apresenta-se como uma tensão, ligeira e permanente, do músculo esquelético em seu estado de repouso.

Em uma concepção ampla, o tônus não é apenas um aspecto da ação física ou muscular, mas possui um significado psicológico e humano, pois está intimamente relacionado às flutuações emocionais do indivíduo, constituindo um verdadeiro indicador da personalidade humana.

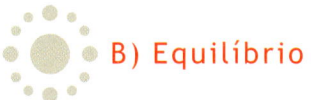 B) Equilíbrio

Um equilíbrio inadequado traz como consequência a perda da consciência da mobilidade de alguns segmentos corporais, e afeta a correta construção do esquema corporal.

Um equilíbrio correto é a base de toda a coordenação dinâmica. É o conjunto de reações do sujeito ao peso, isto é, sua adaptação às necessidades da postura em pé e dos deslocamentos na posição ereta. É um estado particular pelo qual uma pessoa pode encontrar ou manter uma atividade ou gesto, ficar imóvel ou deslocar-se pelo espaço, utilizando a gravidade ou resistindo a ela.

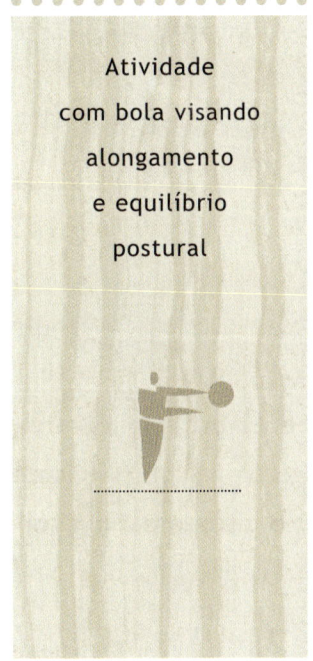

Atividade com bola visando alongamento e equilíbrio postural

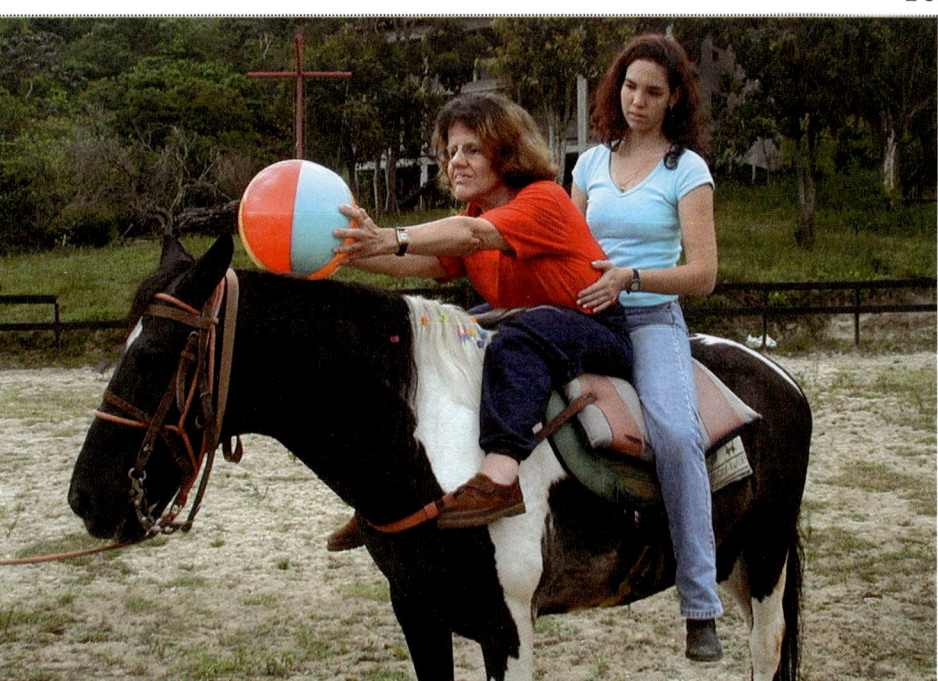

A PSICOMOTRICIDADE NA EQUOTERAPIA

Para Hurtado (1991, p. 50), o equilíbrio é o estado de um corpo, quando forças distintas se encontram sobre ele, compensam-se e anulam-se mutuamente. É a capacidade de manter a estabilidade enquanto se realizam diversas atividades locomotoras e não locomotoras.

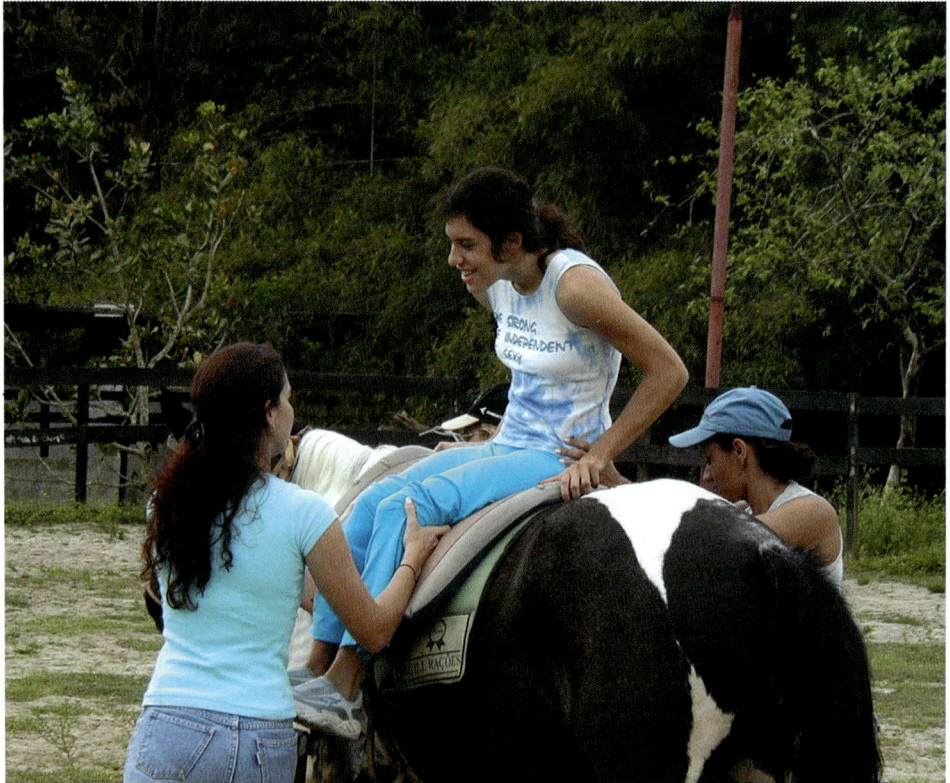

Realização de mudanças posturais em busca da estimulação do equilíbrio

Podemos dizer que existem relações constantes entre o equilíbrio tônico-postural e o equilíbrio da personalidade, já que o princípio básico da psicomotricidade está na unidade entre o somático e o psíquico. A educação dos elementos que concorrem para o equilíbrio corporal utiliza, evidentemente, os dados trazidos pelo diálogo tônico (relação mãe-filho) e o jogo corporal. Essa utilização é tão global que, provavelmente, constitui o traço de união entre a consciência do próprio corpo e da ação.

3.2. Imagem corporal

Conjunto de sensações concernentes ao próprio corpo. Imagem ou sensação que tem o indivíduo acerca de seu corpo, como resultado da soma total de suas experiências. É o produto da percepção, atitudes e valores que ele tem acerca de seu ambiente. É a representação mental que o indivíduo tem do próprio corpo (HURTADO, 1991, p. 65).

Para Schilder (*apud* COSTE, 1992, p. 18), psicofisiologista e psicanalista, a imagem de um corpo é o intuitivo que a criança tem de seu próprio corpo, é a imagem do nosso próprio corpo que formamos em nosso espírito, ou seja, é o modo como nosso corpo apresenta-se a nós mesmos. Para ele, a imagem é elaborada de uma só maneira organizada e estruturada a partir de elementos significativos das percepções individuais.

Um bom desenvolvimento do esquema corporal vai ser mostrado na evolução da imagem do corpo, no reconhecimento do próprio corpo. Para Wallon (*apud* COSTE, 1992, p. 20), o bebê, ao nascer, não está totalmente maduro, dependendo do meio social-relacional para se desenvolver, estabelecendo ligações entre seus movimentos e seus sentimentos, graças às manipulações que os outros submetem ao seu corpo. Depois, é em virtude da imagem de outro em movimento que ela aprende a mover-se. Durante seu crescimento, a criança é marcada por uma realidade distinta do meio circundante. *Assim, a imagem do corpo não é somente o que o sujeito integra progressivamente, no decorrer de suas relações com o mundo e no transcurso de sua maturação, mas também, e*

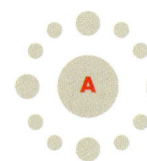

A PSICOMOTRICIDADE NA EQUOTERAPIA

sobretudo, o que o universo da linguagem em que ele vive modela e lhe permite denominar (Les ÉCRITS, *apud* COSTE, 1992, p. 22).

3.3. Coordenação motora

É o controle mental sobre a expressão motriz. É o domínio da mente sobre o movimento / a ação. É a utilização eficiente das partes do corpo na realização de um gesto (OSÓRIO, p. 12). Também chamada por Hurtado (1991, p. 33) de coordenação motriz, que é a capacidade que o ser humano tem de movimentar o corpo conscientemente. Esse movimento é ligado à percepção.

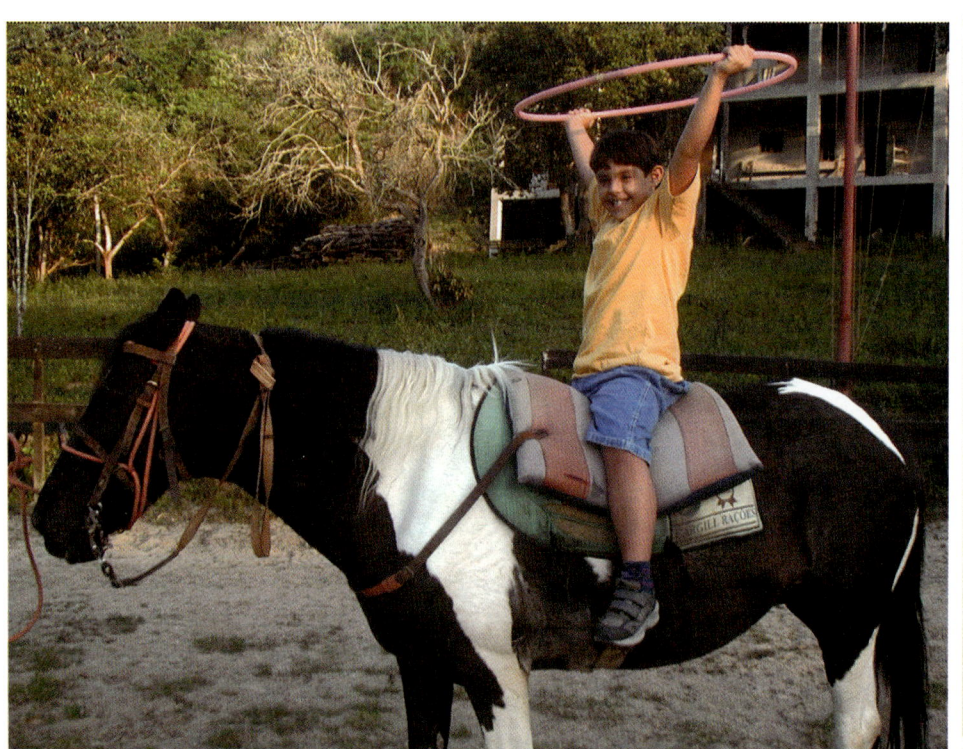

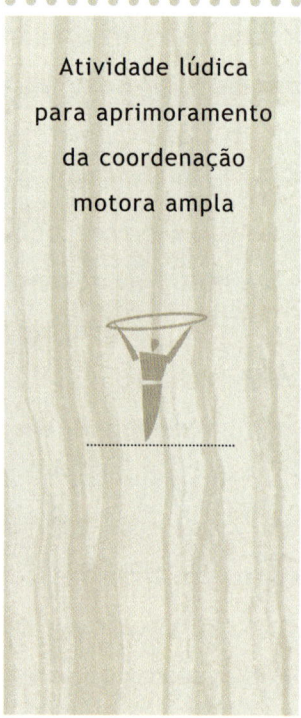

Atividade lúdica para aprimoramento da coordenação motora ampla

A coordenação motora é mais ou menos instintiva e ligada ao desenvolvimento físico. Entendida como a união harmoniosa de movimentos, a coordenação supõe integridade e maturação do sistema nervoso. Permite combinar a ação de diversos grupos musculares na realização de uma sequência de movimentos com o máximo de eficiência, economia e rapidez, quando envolvidas a velocidade e a força.

A coordenação é a base do aprendizado, buscando o gesto mais apropriado para uma ação específica, tendo, como consequência, maior e melhor ação no meio ambiente.

Podemos dividi-la em:

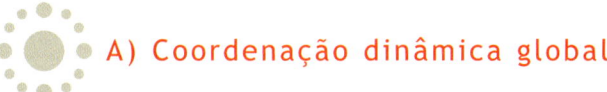

A) Coordenação dinâmica global

Envolve movimentos amplos com todo o corpo (cabeça, ombros, braços, pernas, pés, tornozelos, quadris etc.), colocando em ação simultânea grupos musculares diferentes com vistas à execução de movimentos voluntários mais ou menos complexos.

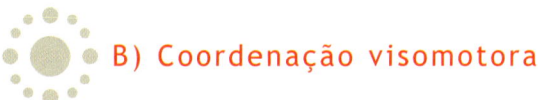

B) Coordenação visomotora

É a coordenação que engloba movimentos dos pequenos músculos em harmonia, na execução de atividade, utilizando dedos, mãos e pulsos. São atividades de destreza e precisão. Capacidade de coordenar a visão com movimentos. São muito importantes para o desenvolvimento da criança quando se prepara para aprender a ler e escrever.

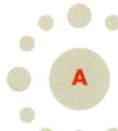 A PSICOMOTRICIDADE NA EQUOTERAPIA

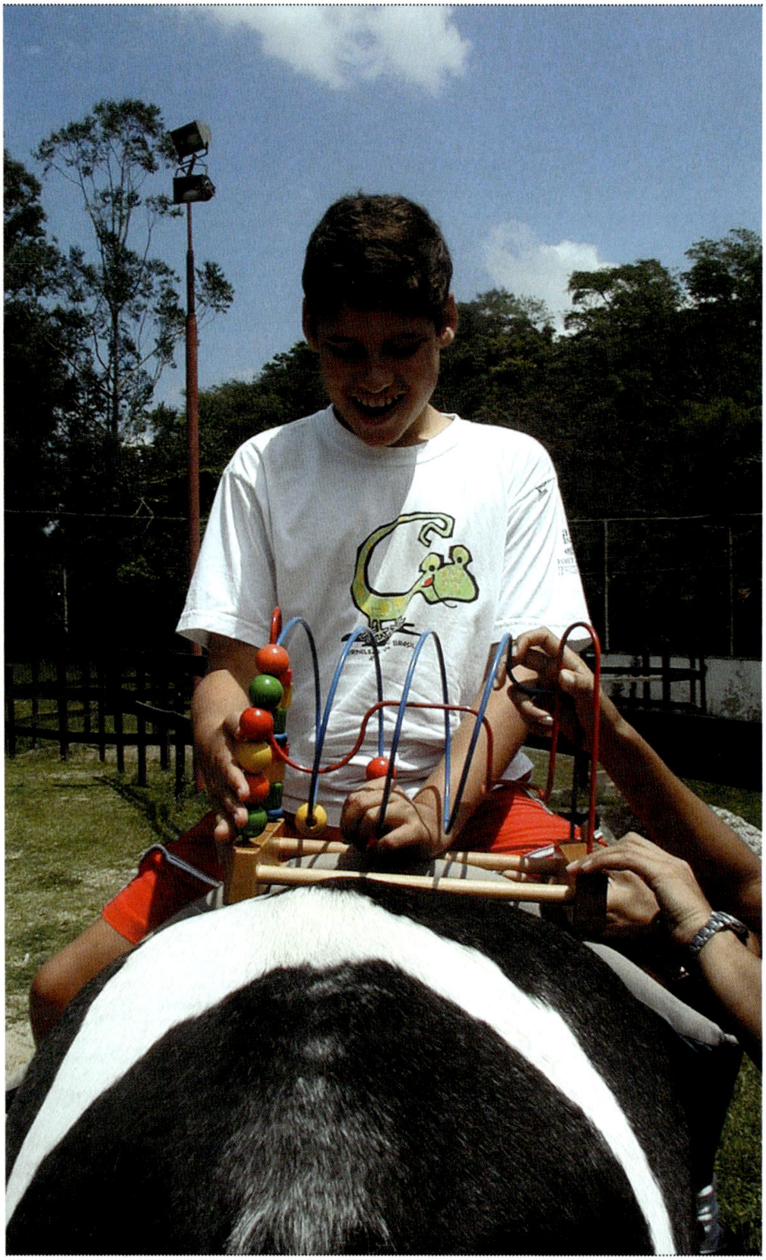

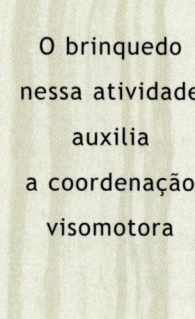

O brinquedo nessa atividade auxilia a coordenação visomotora

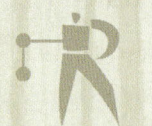

3.4. Lateralidade e dominância lateral

Para Le Bouch (1986), *a lateralização é a manifestação de um predomínio motor relacionado com as metades do corpo, predomínio esse que, por sua vez, provoca a aceleração do processo de maturação dos centros sensório-motores dos hemisférios cerebrais.*

A lateralidade diz respeito à percepção que temos de cada lado do nosso corpo (direito e esquerdo) e dos movimentos por eles realizados independentemente. O lado esquerdo e o direito não são homogêneos e essa distinção já se manifesta ao longo do desenvolvimento e da experimentação. De início a criança não distingue os dois lados de seu corpo; num segundo momento ela percebe que os dois braços encontram-se um em cada lado de seu corpo (lateralidade), embora ainda não saiba

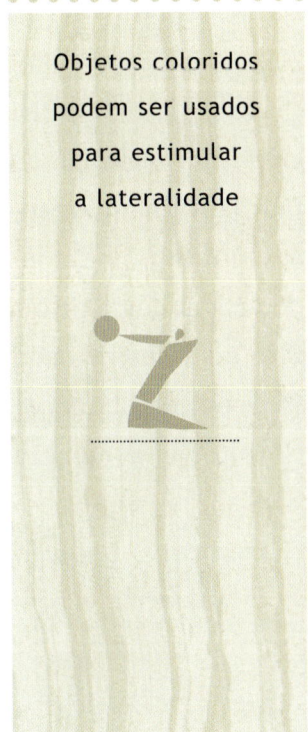

Objetos coloridos podem ser usados para estimular a lateralidade

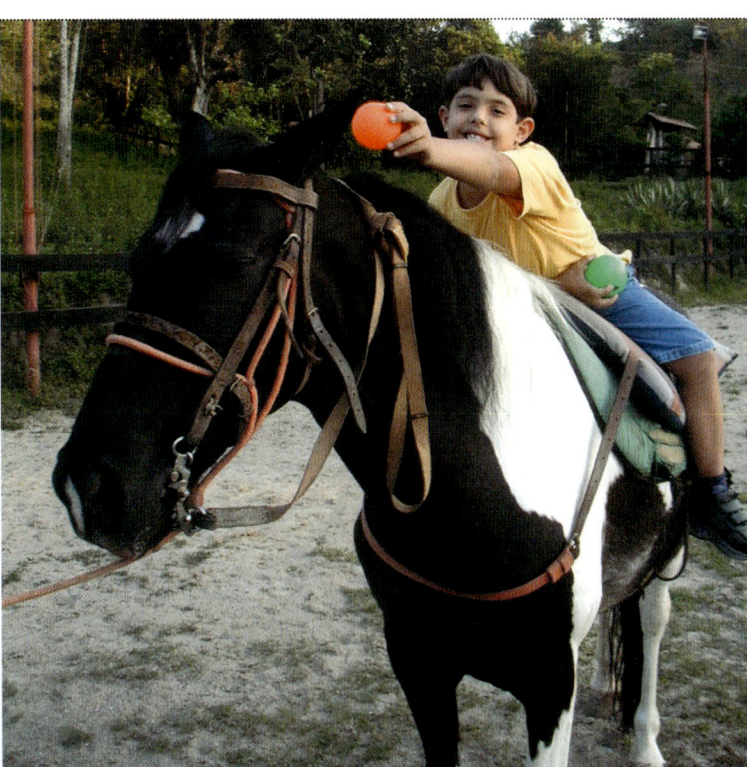

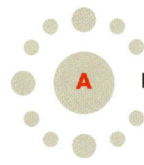

que sejam denominados de direita e esquerda. A partir dos 5 anos aprende a diferenciar os lados e em torno dos 7 anos sabe com precisão quais são as partes direita e esquerda de seu corpo.

A dominância lateral ocorre à parte. No momento em que os movimentos se combinam e se organizam numa intenção motora, faz-se necessária a presença de um lado predominante, que se impõe e irá ajustar a motricidade.

A consciência da lateralidade e da discriminação de direita e esquerda ajudará a perceber os movimentos do corpo no espaço e no tempo, facilitando na estruturação do esquema corporal. Perceber que o corpo possui dois lados e que um é mais utilizado do que o outro é o início da discriminação entre a esquerda e a direita e constitui uma primeira etapa na orientação espacial.

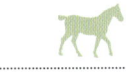

3.5. Estruturação espacial
Orientação temporal

"**É** a orientação, a estruturação do mundo exterior referindo-se primeiro ao eu referencial, depois a outros objetos ou pessoas em posição estática ou em movimento" (TASSET, J. M., *apud* MEUR e STAES, 1989, p. 13).

Podemos entender a estruturação espaço-temporal como a capacidade de situar-se e orientar-se a si próprio, localizar outras pessoas e objetos num determinado espaço e tempo. É a noção de direção (acima, abaixo, frente, trás, direita, esquerda), de distância (longe, perto) e de tempo (na sucessão dos acontecimentos e da duração dos intervalos).

Segundo Hurtado (1991, p. 83), é a capacidade de movimentar o próprio corpo, de forma integrada, em volta de objetos no espaço-ambiente e passando por eles.

A orientação espacial e temporal corresponde à organização intelectual do meio e está ligada à consciência, à memória e às experiências vivenciadas pelo indivíduo. É importante no processo de adaptação do indivíduo ao ambiente, já que todo corpo, animado ou inanimado, ocupa necessariamente um espaço em um dado momento. A noção de espaço é, a princípio, a diferenciação do eu corporal com respeito ao mundo exterior e, posteriormente, ao estabelecimento de um esquema corporal cada vez mais diferenciado.

3.6. Ritmo

"Conjunto de fenômenos diversos e sucessivos que se repetem a intervalos regulares, tendo raízes fisiológicas" (HURTADO, 1991, p. 99).

Além da passada do animal, o uso de objetos sonoros ajuda na estimulação do ritmo

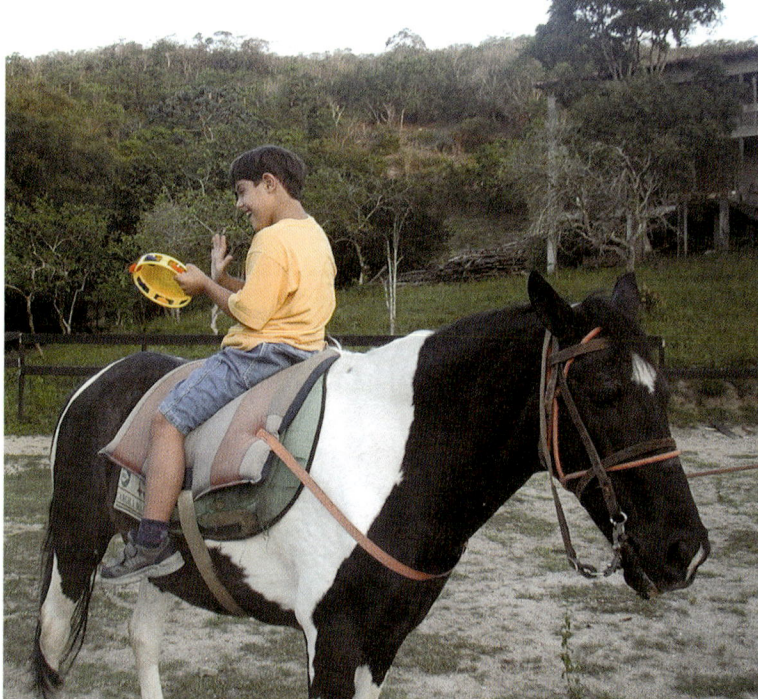

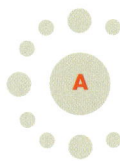 PSICOMOTRICIDADE NA EQUOTERAPIA

Ritmo é harmonia e equilíbrio. Nós estamos envoltos nele, como a respiração, os batimentos cardíacos e o ciclo menstrual. O homem, ser rítmico, vivendo em um universo rítmico atingiria a harmonia, com a união de seu próprio ritmo com o ritmo do cosmos.

O ritmo é como um fator de estruturação temporal que sustenta a adaptação ao tempo, abrangendo a noção de ordem, sucessão, duração, alternância.

3.7. Percepção

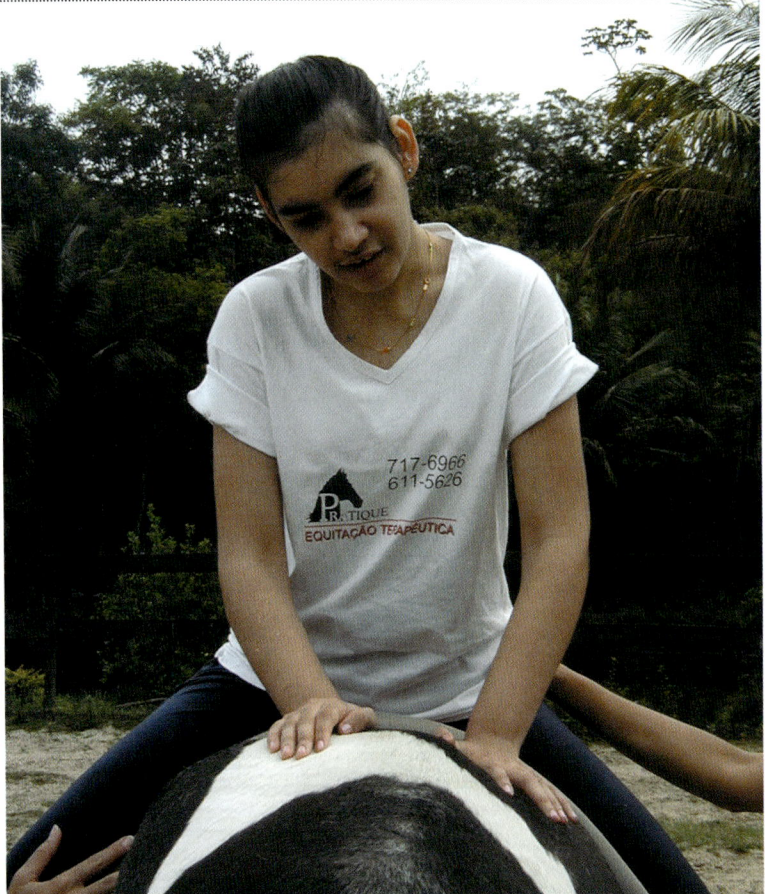

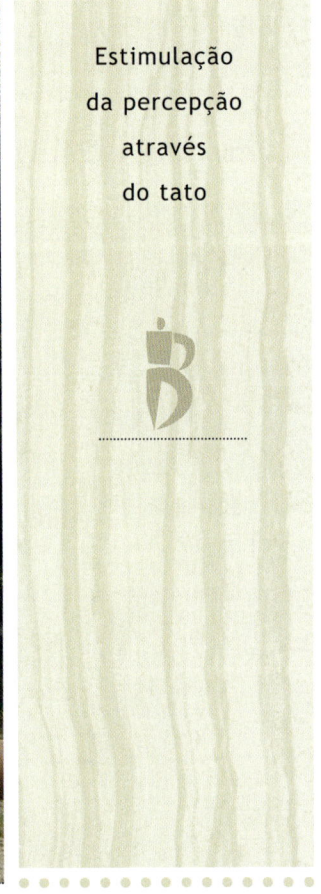

Estimulação da percepção através do tato

É o meio pelo qual o indivíduo organiza e chega à compreensão dos fenômenos que lhe são dirigidos. É a forma pela qual o indivíduo entra em contato com o mundo exterior, o meio ambiente (OSÓRIO, p. 16).

A percepção é a capacidade de reconhecer e compreender estímulos recebidos estando ligada à atenção, à consciência e à memória.

Segundo Hurtado (1991, p. 86), é o processo de reconhecer objetos e seus objetivos por meio dos sentidos; ter consciência de processos orgânicos; grupo de sensações por intermédio da experiência.

3.8. Cognição

Para Osório (p. 48) significa conhecimento. "As operações cognitivas são as diversas atividades, as diversas maneiras de se adquirir conhecimento, isto é, são as operações mentais que usamos para aprender, para raciocinar. Podemos citar como exemplos: memorizar, concentrar a atenção, classificar, ordenar, analisar e sintetizar, solucionar problemas."

3.9. Atenção

"Relação que há entre uma resposta e um estímulo discriminativo" (HURTADO, 1991, p. 22). Para o mesmo, a atenção pode ser espontânea ou voluntária. É uma concentração eletiva da atividade mental. A atividade geral fica inibida, exceto de um psicomotor sobre o qual se concentra a eficiência, seja em termos de ideias, seja em termos de percepção ou de um gesto preciso.

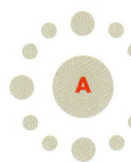 A PSICOMOTRICIDADE NA EQUOTERAPIA

3.10. Concentração

Para Hurtado (1991, p. 31), a concentração é a capacidade de dirigir a atenção para alguma coisa durante um tempo considerável. É ser capaz de terminar alguma coisa antes que a atenção se dirija para outra. Isso exige de um modo geral certa maturidade.

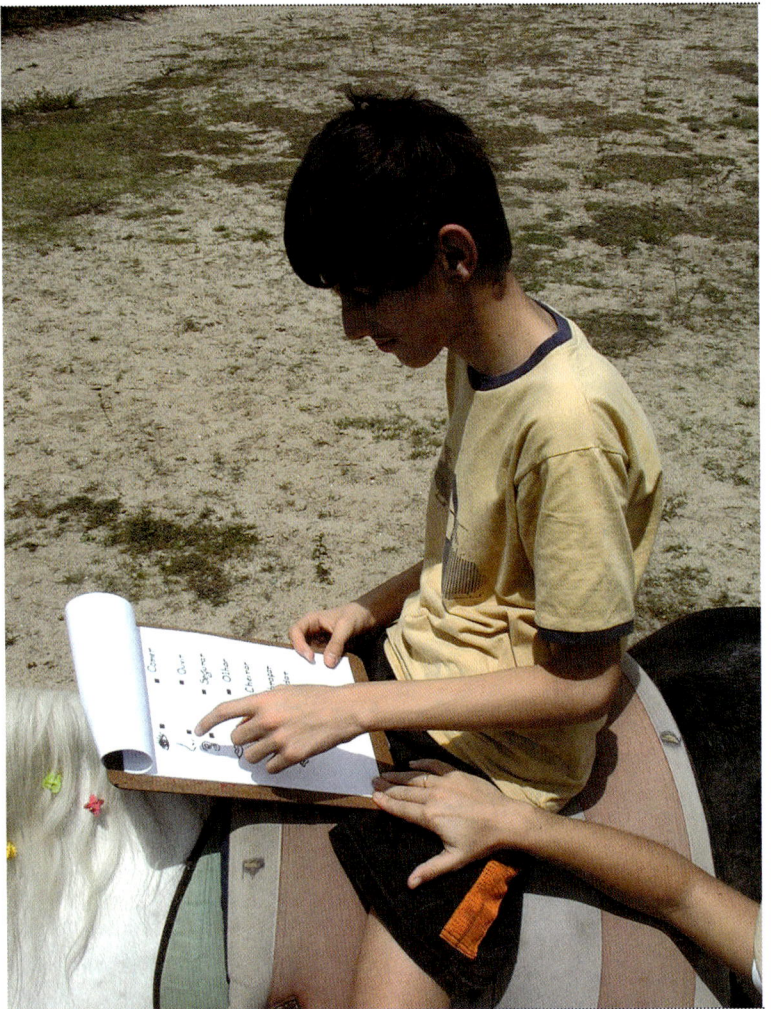

A concentração e a atenção também podem ser buscadas com exercícios lúdicos

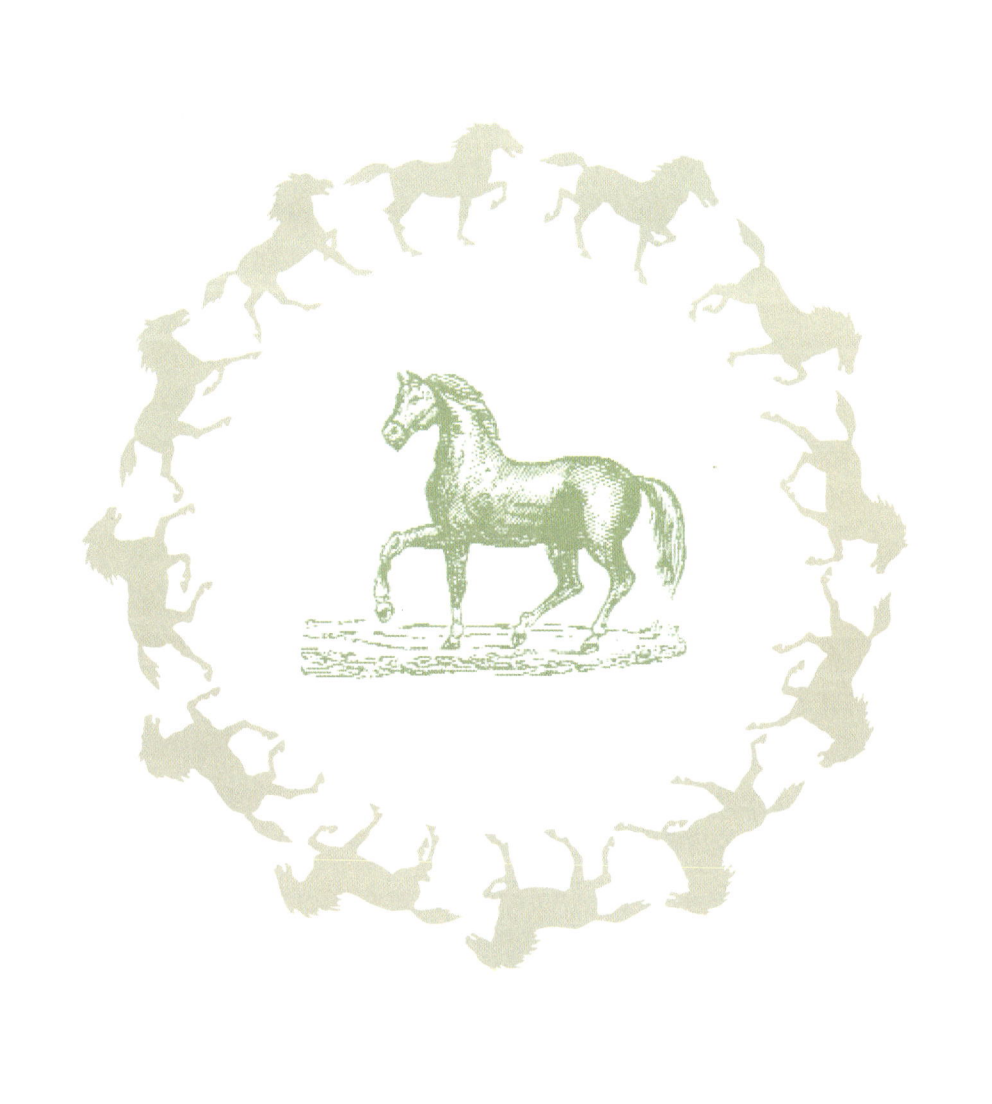

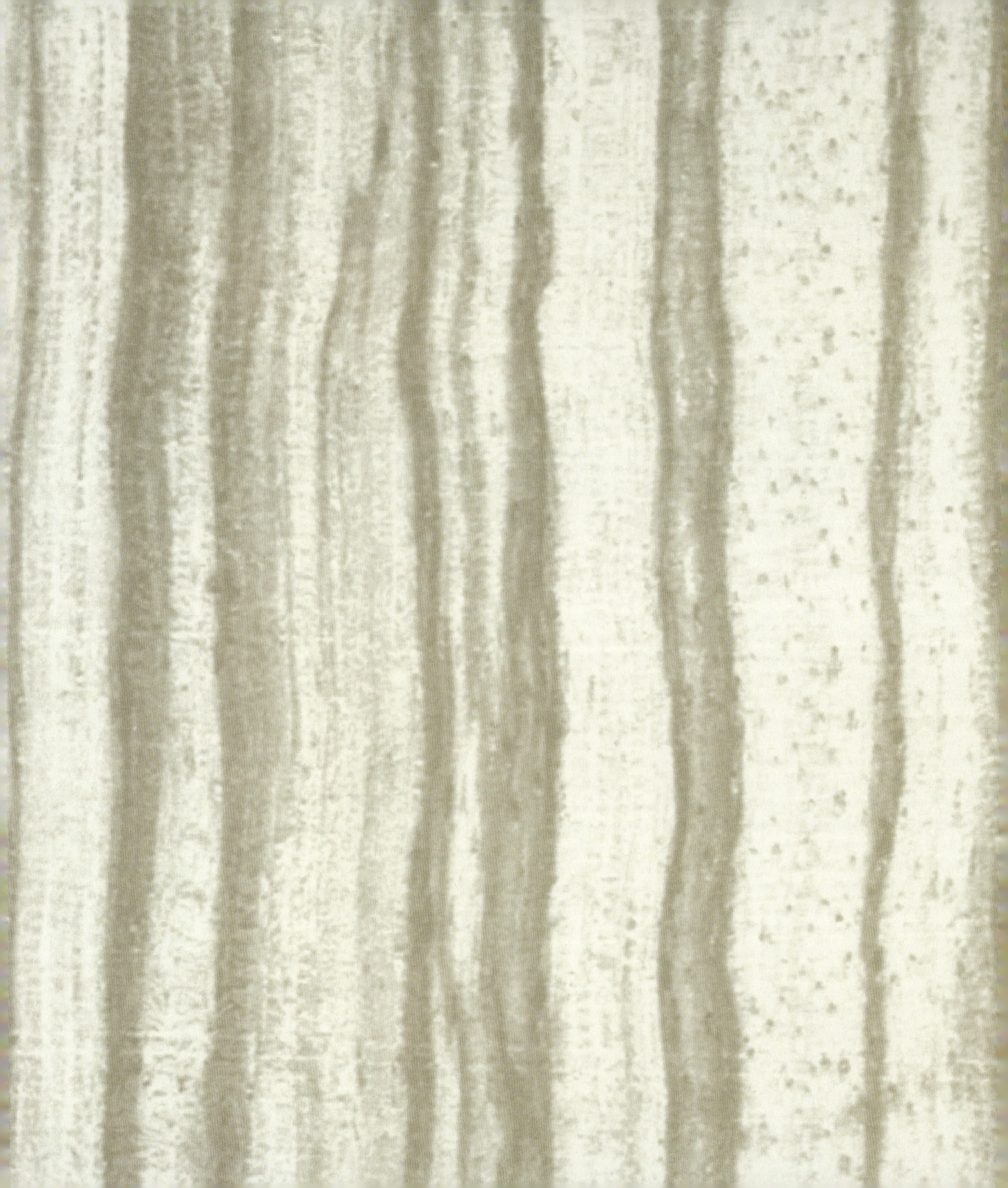

A Psicomotricidade na Equoterapia

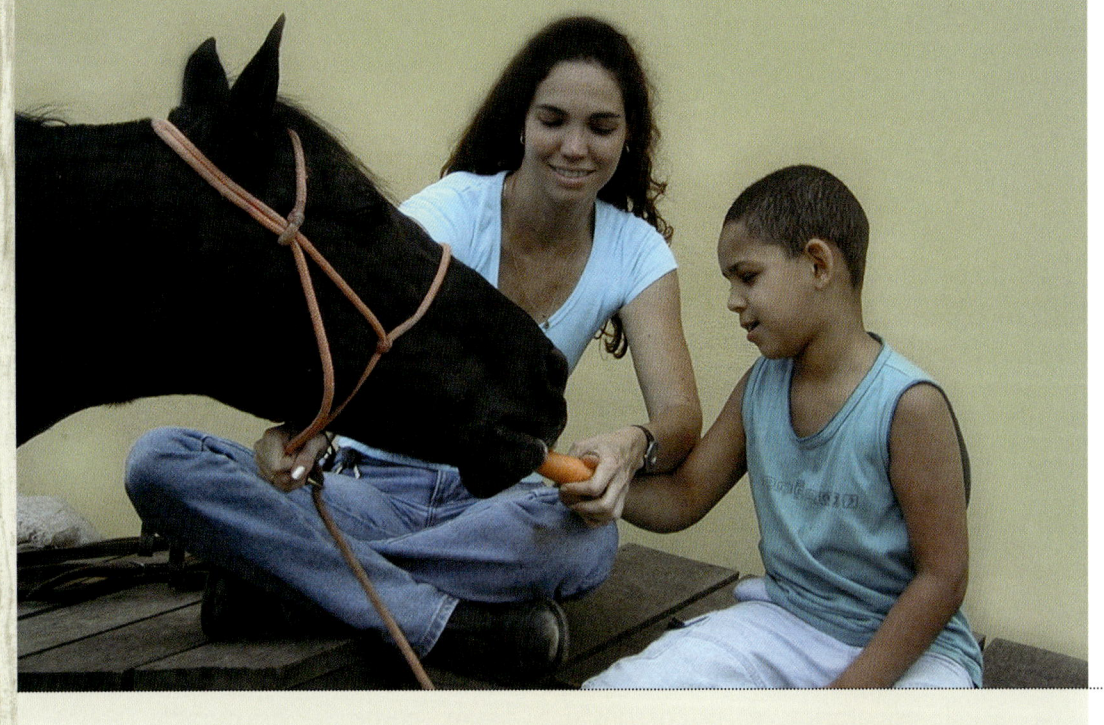

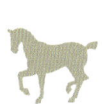

Fundamentos Teóricos da Equoterapia

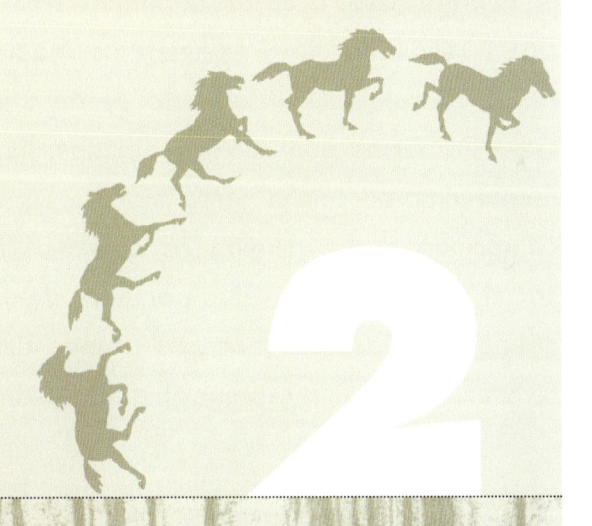

2

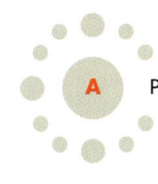

A PSICOMOTRICIDADE NA EQUOTERAPIA

1. Definição

A equoterapia é um método terapêutico e educacional que utiliza o cavalo dentro de uma abordagem interdisciplinar, nas áreas de Saúde, Educação e Equitação, buscando o desenvolvimento biopsicossocial de pessoas portadoras de deficiência e/ou de necessidades especiais (ANDE, 1999). Entende-se que é um método terapêutico que utiliza o cavalo como instrumento de trabalho, para auxiliar no desenvolvimento motor, emocional e social de pessoas portadoras de deficiência e/ou de necessidades especiais, baseado na prática de atividades equestres e técnicas de equitação.

Para Gavarini (1995, *apud* FREIRE, 1999, p. 32), a equoterapia, dependendo de sua patologia, pode ser considerada uma terapia principal ou complementar, pois o praticante pode ter uma reabilitação global, uma vez que o indivíduo tem acesso a uma ajuda psicológica e psicossomática, assim como a fisioterapia sobre o cavalo. Segundo o autor, *o cavalo, além de sua função cinesioterápica, produz importante participação no aspecto psíquico, uma vez que o indivíduo usa o animal para desenvolver e modificar atitudes e comportamentos* (GAVANINI, *apud* Freire, 1999, p. 32). Por isso, o autor denominou a equoterapia de Reabilitação Equestre (R.E.), relatando que é utilizada na reeducação funcional das alterações, sejam físicas ou psíquicas, intervindo desde a infância, adolescência ou idade adulta. Gavarini afirma que são trabalhados, juntamente com a fisioterapia propriamente dita, ou seja, a parte motora, os aspectos sociais, orgânicos e afetivos, cumprindo dessa maneira os objetivos de reabilitação global e reintegração social, trazendo o indivíduo portador de deficiência o mais próximo possível dos conhecidos "padrões normais". Ainda de acordo com o autor, a equoterapia favorece a reintegração social, que é estimulada pelo contato do indivíduo com outros pacientes, com a equipe e com o animal, aproximando-o, dessa maneira, cada vez mais, da sociedade onde convive.

Segundo Haehl (1994, *apud* FREIRE, 1999, p. 31), a equoterapia pode ajudar no desenvolvimento das sinergias funcionais. O movimento do cavalo cria uma base dinâmica de suporte, fazendo com que o praticante em tratamento adquira padrões de movimentos coordenados de controle de postura para manter seu centro de gravidade sobre essa base. Assim, ele se transforma num participante ativo no processo de terapia. A equoterapia pode ser considerada, também, um parâmetro de controle ambiental para ajudar na reorganização de um movimento, levando a novos padrões de movimentos coordenados.

Segundo Cirillo (1991, *apud* Freire, 1999, p. 31), *Equoterapia é um tratamento de reeducação e reabilitação motora e mental, através da prática de atividades equestres e técnicas de equitação.* O autor entende que o tratamento ocorre, reeducando no plano físico e psíquico, baseado em atividades equestres e técnicas de equitação.

Stabdacher (1985, *apud* FREIRE, 1999, p. 31) ressalta a importância de um contato com um cavalo, veículo motor que proporciona uma articulação de movimentos correta e objeto natural de alto encargo afetivo. É nessa relação com o cavalo que o indivíduo em tratamento encontra subsídios para uma reeducação, reabilitação e educação, além do favorecimento de uma interação afetiva. Nos estudos do campo da psicomotricidade, ressalta a influência que os movimentos ondulatórios do cavalo exercem sobre o desenvolvimento do esquema e imagem corporal, da organização espaço-temporal, e da estruturação da fala e da linguagem. Hubert (*apud* MARINS, 1996, p. 3) afirma que a equoterapia é uma terapia corporal que interessa ao indivíduo em todo o seu ser, com o objetivo de beneficiar os pacientes com uma autonomia motora e psicológica, permitindo-lhes adaptar-se sozinhos às circunstâncias, descobrindo que o viver pode ser pelo prazer e não somente pela repressão e sofrimento.

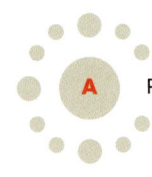

2. Histórico[1]

O uso do cavalo como forma de terapia data desde 458-370 a.C., quando Hipócrates no seu *Livro das Dietas* aconselhava o uso do cavalo para "regenerar a saúde e preservar o corpo humano de muitas doenças, mas sobretudo para o tratamento da insônia de seus pacientes". Afirmava, ainda, que "a equitação praticada ao ar livre faz com que os músculos melhorem seu tônus" (*apud* MARINS, 1996, p. 6).

O médico grego Asclepíades, da Prússia (124-40 a.C.), recomendava o movimento do cavalo a pacientes caquéticos, gotosos, hidrópicos, epiléticos, para líticos, letárgicos, frenéticos e também para os acometidos de febre terçã.

Galeno (130-199 d.C.), consolidador e divulgador dos conhecimentos da medicina ocidental como médico particular do Imperador Marco Aurélio, recomendou a prática da equitação como forma de fazer com que ele imperasse com mais rapidez, visto que era um pouco lento nas suas decisões.

Na Idade Média, a ciência árabe, tão ligada à cultura equestre, fornece-nos sinais do benefício ligado a essa atividade. Foram até encontradas partes de um primeiro texto de pedagogia com o uso geral da disciplina equestre redigido por alguns mestres hititas.

Abandonada por muitos anos, essa prática terapêutica foi retomada. O médico Merkurialis, em 1569, em sua obra "De arte gymnastica",

---

[1] Este capítulo está baseado nas bibliografias 4, 6, 16.

menciona uma observação feita por Galeno, de que a equitação ocupava uma posição de destaque entre os exercícios e ginásticas, pois exercita não só o corpo, mas também os sentidos. O autor, descrevendo os diferentes tipos de andadura, diz que a equitação aumentava o "calor natural" e remediava a "escassez de excreções" (*apud* FREIRE, 1999, p. 26).

No início do século XIV, Cesare Borgia afirmava que "aquele que deseja conservar uma boa forma física, deverá cavalgar" (*apud* ANDE, 1999).

Em "Observationes Medical", de 1676, Thomas Syndehan (1624-1689), capitão de cavalaria durante a guerra civil, aconselhava a equitação como sendo um tratamento ideal até para a tuberculose, cólicas biliares e flatulência, chegando a colocar seus próprios cavalos à disposição de pacientes pobres, pois afirmava que "a melhor coisa que eu conheço para fortificar e reanimar o sangue e a mente é montar diariamente e fazer longos passeios ao ar livre" (*apud* ANDE, 1999). Em 1681 aconselha em seu livro sobre a gota "Tractatus de podraga" (N.T. Tratado sobre a gota) praticar assiduamente o esporte equestre.

Essa tese foi aceita favoravelmente por George E. Stahl (1660-1734) e pelo médico pessoal da imperatriz Maria Tereza da Áustria, que pertencia à primeira escola de medicina de Viena. De acordo com este último, de fato, as fibras musculares tornavam-se menos excitáveis, praticando-se esse esporte, razão pela qual diminuíam os episódios de hipocondria e de histeria.

Francisco Fuller (1654-1734) no tratado "De Medicina Gymnastica", publicado em 1704, descreve, em 46 páginas, a equitação como sendo um método eficaz contra a hipocondria. Ele próprio havia testado esse método.

Em 1719, Friedrich Hoffman, em sua obra "Instruções aprofundadas de como uma pessoa pode manter a saúde e livrar-se de graves doenças através da prática racional de exercícios físicos", dedica um capítulo à equitação e a seus grandes benefícios, definindo o passo como sendo a andadura mais salutar.

Com intenção de aliviar o ônus econômico representado pelo custo de um cavalo e a necessidade de pistas cobertas a serem usadas quando as condições meteorológicas não permitissem a prática desportiva ao ar livre, Carlos S. Castel (1734), o abade de St.-Pierre, inventou em 1734 uma "cadeira vibratória" que denominou "tremoussoir", lembrada até por Voltaire, que mencionou tê-la usado com enorme benefício para a cura de uma espasticidade obstinada que o afligia.

Samuel Theodor Quelmaz (1697-1758) de Lipsia também inventou uma máquina equestre, demonstrando como o problema do movimento e dos exercícios físicos era visto pelos médicos da época. Essa máquina era uma espécie de guindaste que possibilitava movimentos bidimensionais, imitando da melhor forma possível os efeitos induzidos pelo movimento equestre. Em sua obra "A saúde através da equitação", encontrou-se pela primeira vez uma referência ao movimento tridimensional do dorso do cavalo. Esse equipamento, em torno de 1991, ainda era usado em algumas escolas alemãs. Ambos os autores inventaram a cadeira com idênticos propósitos, mas essas aplicações anulavam totalmente o efeito psicológico trazido pela equitação.

No final do século XVII, John Pringle (1707-1782) afirmou que o exercício equestre é um elemento valioso para preservar a saúde dos exercícios nas guerras militares. Onde se combatiam a pé, os soldados eram muito atingidos por doenças epidêmicas, às quais a infantaria está mais sujeita do que a cavalaria.

Nessa mesma época, em 1772, Giuseppe Benvenutti relata em "Reflexões acerca dos efeitos do movimento a cavalo" que a equitação, além de manter o corpo são e promover diferentes funções orgânicas, causa uma ativa função terapêutica.

J. C. Tissot (1782), em sua obra "Ginástica médica ou cirúrgica ou experiência dos benefícios obtidos pelo movimento", descreveu, pela primeira vez, as contraindicações da prática excessiva desse esporte. Para ele, existem três formas de movimento: ativa, passiva e ativo-passiva, que é típica da equitação. Ele ilustra os diferentes efeitos das várias andaduras, entre elas, o passo, considerando como a mais eficiente sob o ponto de vista terapêutico. Ele também tratou dos efeitos dos movimentos equestres, sobre os benefícios trazidos pelos movimentos e os efeitos positivos gerais da terapia.

Goethe (1740-1832), poeta alemão, cavalgava diariamente até seu 55º ano de vida e reconheceu o valor salutar das oscilações do corpo, acompanhando os movimentos do animal, a distensão benéfica da coluna vertebral, determinada pela posição do cavaleiro sobre a sela e o estímulo delicado, porém constante, feito à circulação sanguínea. Em seu estudo para Weimar, o poeta utilizava uma cadeira em seu escritório, semelhante a uma sela de cavalo. Afirmava que: "O motivo pelo qual o adestramento tem uma ação tão benéfica sobre as pessoas dotadas de razão é que aqui é o único lugar no mundo onde é possível entender com o espírito e observar com os olhos a limitação oportuna da ação e a exclusão de qualquer arbítrio e do acaso. Aqui homem e animal fundem-se num só ser, de tal forma que não sei se saberia dizer qual dos dois está efetivamente adestrando o outro" (ANEq, *apud* FREIRE, 1999, p. 28).

Gustavo Zander (sueco), fisiatra em mecanoterapia, foi o primeiro a afirmar que as vibrações transmitidas ao cérebro com 180 oscilações por minuto estimulam o sistema nervoso simpático. Isso ele comprovou, mas sem associar ao cavalo. Quase cem anos depois, o médico e professor Dr. Rieder (suíço), chefe da unidade neurológica da Universidade Martin Luther, da Alemanha, mediu essas vibrações e verificou que correspondiam exatamente aos valores que Zander havia recomendado sobre o dorso do cavalo ao passo ou ao trote.

Em 1901 foi fundado o primeiro hospital ortopédico do mundo, em função da guerra dos Bôeres, na África do Sul, o *Hospital Ortopédico de Oswentry* (Inglaterra), onde o número de feridos era muito grande. Uma dama inglesa, patronesse daquele hospital, resolveu levar seus cavalos para o hospital, a fim de quebrar a monotonia do tratamento dos mutilados. Esse é o primeiro registro de uma atividade equestre ligada a um hospital.

Também com a ideia fundamental de lazer e de quebra de monotonia do tratamento, em 1917 foi fundado o primeiro grupo de equoterapia, para atender o grande número de feridos da 1ª Guerra Mundial, no *Hospital Universitário de Oxford*.

Liz Hartel (Dinamarca), praticante de equitação, foi acometida aos 16 anos por uma forma grave de poliomielite, a ponto de durante muito tempo não ter possibilidade de deslocamento, a não ser em cadeira de rodas e depois, muletas. Mesmo assim, contrariando a todos, continuou a praticar equitação. Oito anos depois, nas Olimpíadas de 1952, foi premiada com a medalha de prata em adestramento, competindo com os melhores cavaleiros do mundo. E o público só percebeu seu estado quando ela teve de apear do cavalo para subir ao pódio e teve de se valer de duas bengalas canadenses. Essa façanha foi repetida 4 anos depois, nas Olimpíadas de Melbourne, em 1956.

A partir desse feito, esse exemplo da autoterapia despertou a classe médica empírica, que passou a se interessar pelo programa da atividade equestre como meio terapêutico, tanto que, em 1954, já na Noruega, aparecia a primeira equipe interdisciplinar formada por uma fisioterapeuta e seu noivo, que era psicólogo e instrutor de equitação (ELSBET, *apud* ANDE,

1999). Em 1956 foi criada a primeira estrutura associativa na Inglaterra. Mais recentemente foi retomado o uso do cavalo como instrumento cinesioterapêutico na reabilitação das deficiências. Os primeiros países a se preocuparem com esse tratamento foram os países escandinavos e os de língua anglo-saxônica, limitando, porém, essa atividade, para fins recreativos.

Na França, a reeducação equestre surgiu em 1965, de acordo com De Lubersac e Lalleri, na introdução de seu manual intitulado "A reeducação através da equitação" (1973). Em 1963, a equitação como reeducação já era utilizada empiricamente por Killileá (*apud* FREIRE, 1999, p. 28), conforme sua obra "De Karen com amor", onde a história de uma jovem deficiente reeducada com a equitação e natação foi descrita. Na França, onde o amor pelos cavalos é muito difundido, essa reeducação afirma-se rapidamente como uma possibilidade do deficiente em recuperar e valorizar as próprias potencialidades. Assim, em 1965, na França, a equoterapia torna-se uma matéria didática. Em 1969, foi realizado o primeiro trabalho científico de reeducação equestre, no Centro Hospitalar Universitário de Salpêtrière. Em 1972, foi defendida a primeira tese de Doutorado sobre a equoterapia, em medicina, em reeducação equestre, na Universidade de Paris, em Val-de-Marne, pela Dra. Collette Picart Trintelin.

Em 1974, na França (Paris), foi realizado o 10º Congresso Internacional, que a cada três anos se repete. No Congresso de 1985, na Itália (Milão), foi criada a Federação Internacional de Equoterapia (Federation Riding Disabled International - FRDI), hoje com sede na Bélgica. Já em 27 de agosto de 1988, por ocasião do 7º Congresso Internacional, realizado em Toronto (Canadá), foram debatidas abordagens, abaixo discriminadas, sobre o emprego do *cavalo* com fins terapêuticos:

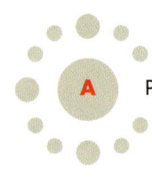

A) A primeira, seguida pela Grã-Bretanha e pelos países escandinavos, que utilizam a expressão "Equitação para Deficiente", nasceu há mais de 70 anos. A prioridade é o efeito lúdico, isto é, prazer e esporte como estimuladores dos efeitos terapêuticos.

B) A segunda, na Alemanha e nos países de língua alemã, acentua o lado técnico-científico e a atividade é setorizada:

Hipoterapia • apenas para situações patológicas com bons prognósticos — pelve móvel; Volteio, muito utilizado para problemas psíquicos; Pré-esporte.

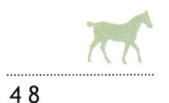

C) A terceira, a de estabelecer normas para manter a idoneidade da atividade e a qualificação de pessoal que irá utilizar o cavalo como instrumento terapêutico.

A França adota essa corrente e dela originou a linha italiana, que ampliou e desenvolveu a temática, chegando finalmente à completa maturidade e independência.

Essa atividade, na França, tem duas denominações: "Equotherapie" e "Equitation Therapeutique", utilizando, também, o termo genérico "Therapie Avec le Cheval".

A Association Nationale Handi-Cheval, anteriormente denominada Association Nationale Pour La Reeducation Par L'Equitation des Handicapés Physiques et Mentaux, é uma associação sem fins lucrativos, reconhecida pelos Ministérios da Saúde Pública e da Agricultura.

Na Itália, para a atividade como um todo, usa-se a expressão Terapia por Meio do Cavalo (TMC) e também Reeducação Equestre. Para a escola italiana, a reeducação equestre é indicada nas deficiências motoras causadas por lesões neuromotoras, nos casos de distúrbios evolutivos e comportamentais, e patologias ortopédicas.

A Itália é um dos países onde o tratamento de reeducação e reabilitação motora por meio de técnicas de equitação está mais desenvolvido, possuindo 50 centros de "equoterapia".

Esses centros são coordenados pela Associazione Nacionale Italiana di Reabilitazione Equestre – ANIRE, com mais de 1.000 (mil) crianças e adolescentes, em tratamento, e adota quatro momentos fundamentais no uso do cavalo, que são:

• Hipoterapia • Cavalo como instrumento cinesioterapêutico — é onde o cavalo torna-se um instrumento dotado de ritmo, oscilação e corpo. Encontramos dois níveis de atuação: para deficientes em situação apodal, quadrúpede ou bípede, e para casos de psicoses graves, insuficiência mental e distúrbios relacionais.

• Reeducação equestre • Cavalo como instrumento pedagógico — setor de coordenação global com fins pedagógicos. Utiliza-se a arte equestre em seu máximo e é indicada a pacientes com um mínimo de autonomia. Seu objetivo é a capacidade de conduzir o cavalo.

• Pré-esporte • Cavalo como promotor da realidade social — atividade na qual os deficientes trabalham em grupo, com o objetivo de organizar o espaço e o tempo, e de preparar-se para sua inserção na sociedade. Aqui são ensinados o trote e o galope.

A PSICOMOTRICIDADE NA EQUOTERAPIA

• ESPORTE • Cavalo como promotor da inserção social — onde o portador de deficiência é inserido para todos os fins e isto resulta numa socialização das próprias agressividades e de uma melhora na estruturação da personalidade. Assim, os jovens podem ter acesso a vários esportes equestres como diferentes concursos hípicos, caças, ataques etc.

Na Itália, a equoterapia é um tratamento acessível a todas as classes sociais, sendo que, normalmente, os centros de equoterapia têm convênios com associações de parentes de deficientes mentais e físicos, e a Previdência Social, recebendo o apoio oficial de entidades, tais como a Unione Nazionale Incremento Razza Equine, o que corresponde no Brasil à Comissão Coordenadora da Criação do Cavalo Nacional – CCCCN, órgão do Ministério da Agricultura.

A ANIRE, reconhecida pelo Decreto da Presidência da República, em colaboração com a Universidade de Medicina Pavia e do Centro de Psicologia do Esporte de Milão, tem cursos nacionais de aperfeiçoamento e formação de técnicos nessa área, destinados a médicos, terapeutas de reabilitação, professores de equitação e Educação Física etc.

A Federazione Italiana Sport Handicappati já realizou o 10º Curso Nacional para praticantes da equoterapia, com provas adaptadas ao tipo de concorrentes, o que comprova o grande desenvolvimento da equoterapia nesse país.

Há 21 anos a Inglaterra trabalha com a equoterapia e tem hoje cerca de 600 (seiscentos) centros em todo o território da Grã-Bretanha. Alguns funcionam aproveitando instalações esportivas já existentes, porém a maioria foi criada para esse fim. Os referidos centros contam com trabalhos voluntários dos esportistas que praticam equitação. Na Grã-Bretanha, a Riding Disabled Association - RDA - possui uma base financeira que possibilita o surgimento de outros centros e o reconhecimento da classe médica e da opinião pública sobre os benefícios da equoterapia.

Na Alemanha, Suécia e Suíça as atividades de Reeducação pela Equitação são reconhecidas como forma de tratamento e financiadas pelo Governo. A Alemanha possui quatro universidades com Centros de formação em equoterapia.

Mais de 20 países estão filiados a um Comitê Internacional, cuja secretaria está provisoriamente situada na Grã-Bretanha. Foi organizada uma Federação Internacional no Congresso Mundial de Reeducação pela Equitação, em Toronto, no Canadá, em outubro de 1998.

Desde 1969 a N.A.R.H.A. (North American Riding for The Handicapped Association) vem sendo o mais importante centro de referência para a equitação de deficientes dos EUA e Canadá.

No Brasil, em 1989, quando foi criada a ANDE-Brasil (Associação Nacional de Equoterapia) o tratamento tomou maior impulso. Em 1990, foi realizada a primeira sessão de equoterapia no centro da ANDE-Brasil, com pacientes e o apoio dos profissionais de saúde do Hospital do Aparelho Locomotor – SARAH. Já em 1991, ocorreu o 10° Encontro Nacional de Equoterapia, com o apoio da Coordenadoria Nacional para Integração da Pessoa Portadora de Deficiência (CORDE), do Ministério da Justiça e da Universidade Paulista (UNIP - Objetivo), e o 1° Curso de Extensão de Equoterapia, ministrado pela Dra. Danièle Nicolas Cittério – diretora da Escola Nacional de Associazione Nazionale Italiana di Riabilitazione Equestre – ANIRE – Itália, Milão. Em 18 de novembro de 1999 foi realizado o I Congresso Brasileiro de Equoterapia, em

Brasília. Somente nos últimos cinco anos é que se pôde notar o verdadeiro crescimento dessa modalidade terapêutica, haja visto o número crescente de centros de equoterapia em todo o território nacional.

A Equoterapia foi reconhecida no Brasil como método terapêutico em 1997 pelo Conselho Federal de Medicina (parecer 6/97, aprovado em sessão plenária de 9 de abril de 1997).

3. O CAVALO E A EQUOTERAPIA

3.1. Peculiaridades do cavalo

O cavalo teve uma participação importante na história dos povos. O cavalo pertence à ordem dos perissodátilos da família dos equídeos, da subfamília equina, na qual se encerra o único representante atual do gênero *equus*, que é a espécie *cabalus*, ou seja, o cavalo propriamente dito, tal como é atualmente.

Fascinação ambivalente, composta de atração e medo, documentada já na arte pré-histórica das cavernas, nas lendas e na mitologia, como símbolo ou mesmo como arquétipo (JUNG, C. C., *apud* ANDE, 1999, In: Coletânea de Trabalhos do I Congresso Brasileiro de Equoterapia, p. 161). Já foi utilizado como meio de conquista (nas guerras), de transporte, de trabalho, de veneração e de crença, na mitologia, na fabricação de soro e vacina, no lazer e no esporte.

A convivência entre o homem e o animal possibilitou uma integração e um entendimento que tornaram o cavalo muito apegado ao seu dono. Animal dócil, de porte e força, deixa-se montar, manusear e se transforma em amigo do homem, criando com ele relacionamento afetivo importante, sendo personagem em sua vida e ponto de contato sedutor com o mundo que o rodeia.

O cavalo e o homem estabelecem relação harmoniosa e conseguem atuar juntos. O código usado nessa relação é o da afetividade, estabelecida graças à confiança recíproca.

O cavalo é um mamífero, herbívoro, não agressivo. É um quadrúpede com locomoção similar ao humano. É um animal que vive em manada, o que lhe dá segurança e permite relacionamento afetivo. Apresenta o sistema límbico bem desenvolvido, um córtex proporcionalmente pequeno com capacidade de raciocínio somente associativo, não causal. Sua visão é imprecisa, pois enxerga movimentos bruscos como sinais de perigo. É um animal de fácil domesticação, pois apresenta características juvenis, permitindo o aprendizado. Há comunicação mediante sons e linguagem corporal.

Segundo Robinet (1946, *apud* FREIRE, 1999, p. 43), um dos segredos do desenvolvimento de sua inteligência e da educação do cavalo está na sua convivência com o homem. Assim, todo criador de cavalos, que gosta de seu trabalho, encontra seu passatempo favorito na companhia deles.

De acordo com estudos de Hontang (1988, *apud* FREIRE, 1999, p. 43), a conformação física do cavalo está sempre adequada ao seu tipo de trabalho. Cavalos de tração normalmente são grandes e pesados, com grande massa muscular e ossatura grande. Cavalos de campo são mais rústicos e pequenos, pois necessitam movimentar-se com agilidade em terrenos que oferecem obstáculos naturais. Já os de corrida e saltos são altos, esguios e ágeis, providos de maior leveza. Nos cavalos de conformação, como por exemplo os árabes, beleza e perfeição são visadas, seu trabalho está sempre voltado para a estética e harmonia e nisto se resume basicamente sua conformação.

Segundo Hontang (1988, *apud* FREIRE, 1999, p. 43), a acuidade dos sentidos é uma das características essenciais da personalidade do cavalo.

O cavalo é muito preciso em suas sensações táteis. Através delas é que o homem consegue submetê-lo à sua vontade. Toda a parte mecânica do adestramento do cavalo dirige-se quase somente às sensações registradas por sua epiderme e por suas mucosas. Segundo o autor, os pelos táteis da extremidade do nariz do cavalo doméstico são usados para reconhecer os objetos. É através desses pelos que o animal tem noções de distância. O cavalo pode, por meio de suas patas, testar o terreno em que pisa, sendo esta uma das qualidades rápidas do cavalo.

Hontag (1988, *apud* FREIRE, 1999, p. 44) cita que o olfato é um dos sentidos mais aguçados nos cavalos selvagens, enquanto que nos animais domesticados esse sentido é bem menos apurado. Ele pontua também a acuidade de atenção do cavalo. Diz que da mesma maneira que o paladar e o olfato se completam, para dar mais precisão na percepção dos objetos, a audição pode ser considerada como complementação da visão.

O cavalo tem a memória muito desenvolvida, dificilmente pode se perder. Ele reflete o temperamento da pessoa que lida com ele. O cavalo doméstico tem grande sociabilidade, não só com seus semelhantes, mas também em relação aos outros animais e ao homem.

Deve-se admitir que todas as ações do cavalo sejam inteiramente automáticas e provocadas por reflexos. Certamente, muitas dessas ações realizam-se sem que o animal tenha antes pensado.

A perfeição de seu sistema nervoso e a acuidade de seus sentidos, bem superior à do homem, fornecem a rapidez da coordenação sensório-motora, na qual o cavalo é insuperável, porém não só as sensações implicam na conduta do animal. Ele modifica seu comportamento por processos de memória, associação de ideias e de um raciocínio sumário.

O cavalo possui a inteligência que lhe permite ser educado e se adaptar aos diversos usos que o homem lhe destina. O animal se submete facilmente quando a solicitação está de acordo com a lógica. Ele compreende sua razão de ser e se submete muito naturalmente (HONTAG, 1988, *apud* FREIRE, 1999, p. 47). No entanto, é preciso, antes de tudo, eliminar a emotividade, o medo e o nervosismo do cavalo, pois os animais e mesmo os homens, sob o domínio desses sentimentos, têm sua inteligência obscurecida. O desenvolvimento de uma inteligência favorável ao adestramento só é possível quando o cavalo está calmo e confiante.

De acordo com Hontag (1988, *apud* FREIRE, 1999, p. 47), o desenvolvimento da memória no cavalo é um facilitador em seu adestramento e orientação de seus esforços para as numerosas tarefas às quais se destina. É por intermédio dessa faculdade que o homem consegue criar uma linguagem convencional inteligível para o animal.

Finalmente está o cavalo presente na equoterapia, onde é imprescindível. Atualmente é dado ao cavalo o grande destaque como agente de reabilitação e educação. Só ele pode proporcionar às pessoas com necessidades especiais, através de seu movimento tridimensional, as condições para uma reabilitação. Só o cavalo pode transmitir ao seu cavaleiro uma sensação de segurança, pelo calor de seu corpo e das batidas de seu coração.

Mas para conseguir o melhor desenvolvimento biopsicossocial, almejado para os praticantes de equoterapia, devemos investir na melhor qualidade de vida biopsicossocial de todos os colaboradores da equipe, inclusive do cavalo. Não somente na hora de sua aquisição e do material, mas também na manutenção e no ambiente de trabalho: no bem-estar e na segurança física e psíquica de todos.

A PSICOMOTRICIDADE NA EQUOTERAPIA

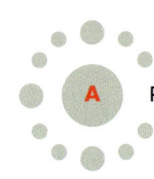

3.2. Hipologia do cavalo[2]

As regiões do corpo do cavalo, em exterior, são divididas em quatro partes: cabeça, pescoço, tronco e membros.

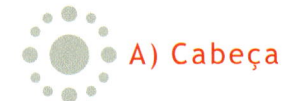

A) Cabeça

Podemos dividi-la em 5 partes:

a) EXTREMIDADE SUPERIOR: nuca, garganta e parótida.
b) FACE ANTERIOR: fronte, chanfro e focinho.
c) FACES LATERAIS: orelha, fonte, olho, olhal, bochecha e narina.
d) FACE POSTERIOR: fauce, ganacha, barba.
e) EXtremIDADE INFERIOR: boca.

CABEÇA

1. fonte e topete
2. fonte
3. olhal
4. olho
5. chanfro
6. narina
7. lábios
8. orelha
9. nuca
10. parótida
11. chato da bochecha
12. ganacha
13. bolsa da bochecha
14. barba

[2] Imagens do *site* http://www.saudeanimal.com.br

CABEÇA

1. orelha
2. olhal
3. olho
4. chanfro
5. narina
6. boca
7. nuca
8. topete
9. fonte
10. fronte
11. pálpebra
12. bochecha
13. ponta do focinho

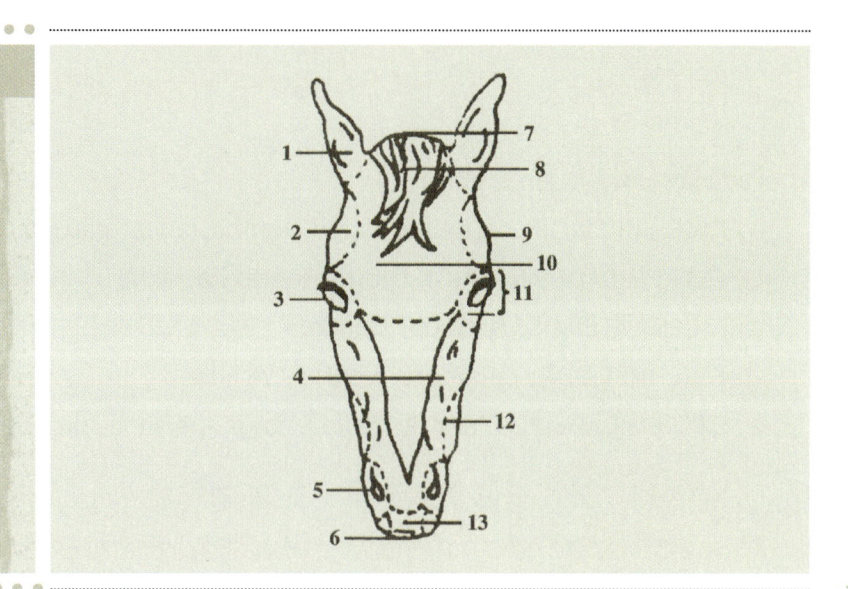

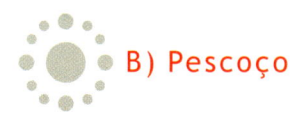

B) Pescoço

Podemos dividi-lo em 3 partes:

a) BORDO SUPERIOR: cineira.

b) FACES LATERAIS: tábuas.

c) BORDO INFERIOR

PESCOÇO

1. cineira
2. bordo inferior
3. tábuas

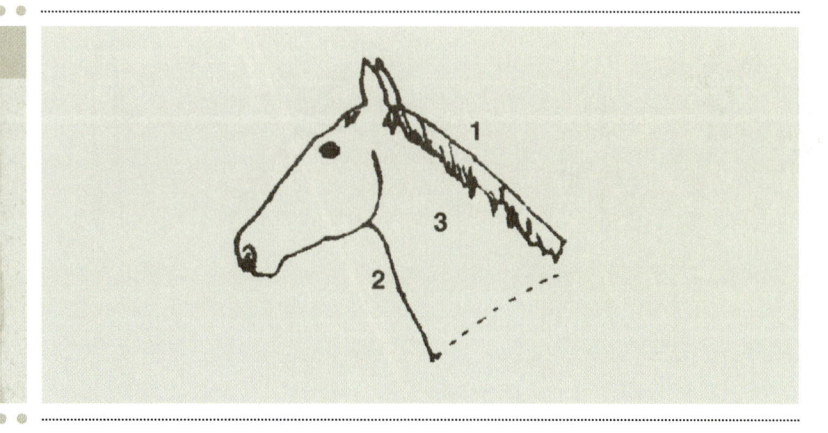

A PSICOMOTRICIDADE NA EQUOTERAPIA

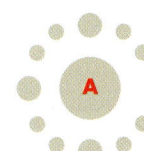

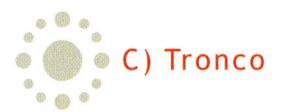

C) Tronco

Podemos dividi-lo em 5 partes:

a) FACE SUPERIOR: cernelha, dorso, lombo, anca, garupa.

b) EXTREMIDADE ANTERIOR: peito, ineraxila, axila.

c) FACES LATERAIS: costado, flanco.

d) FACE INFERIOR: cilhadoro, ventre, virilha.

e) EXTREMIDADE POSTERIOR: cauda, ânus, períneo, órgãos genitais.

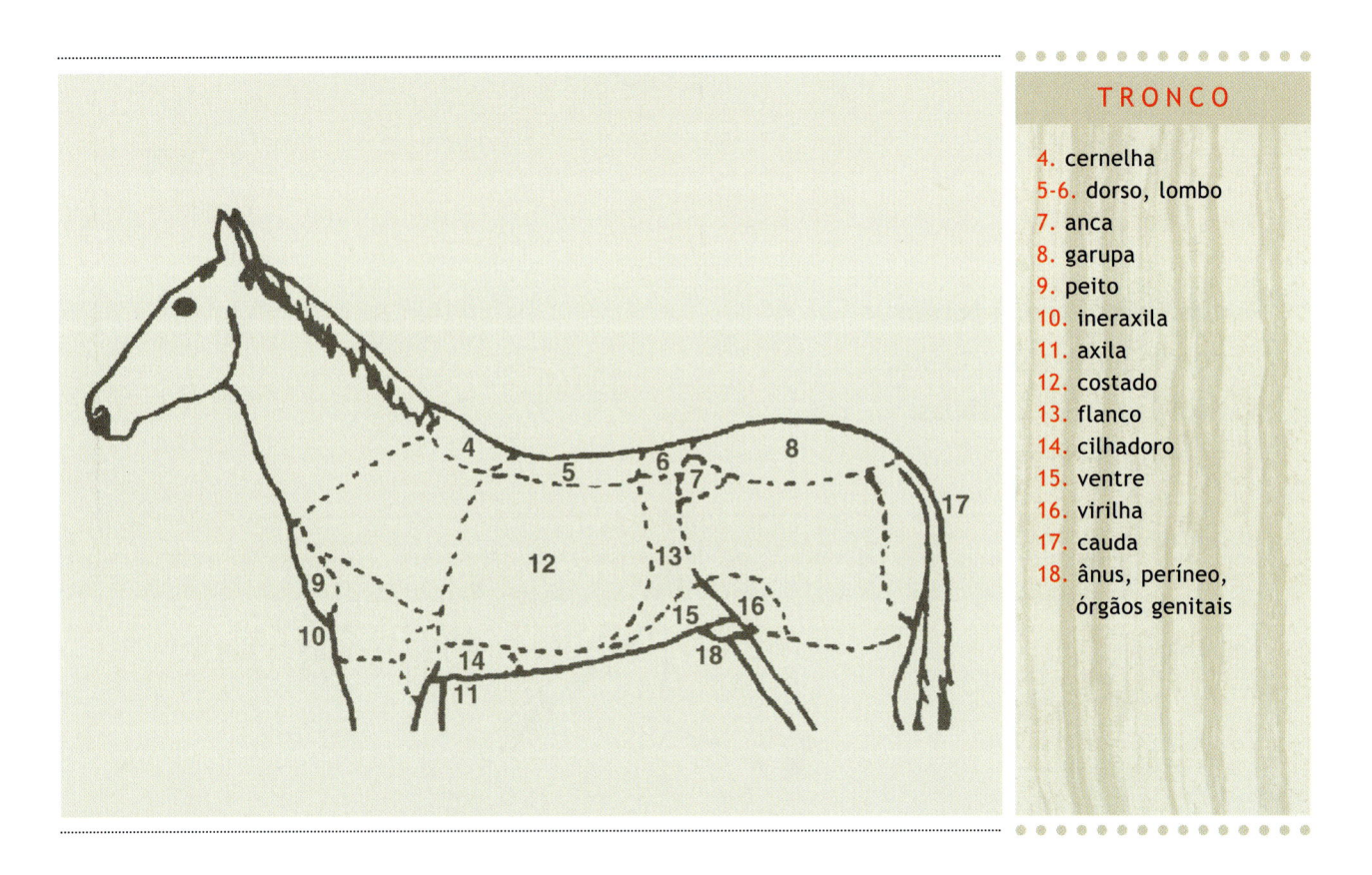

TRONCO

4. cernelha
5-6. dorso, lombo
7. anca
8. garupa
9. peito
10. ineraxila
11. axila
12. costado
13. flanco
14. cilhadoro
15. ventre
16. virilha
17. cauda
18. ânus, períneo, órgãos genitais

D) Membros

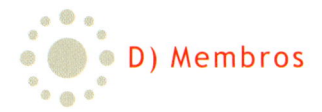

Podemos dividi-los em 3 partes:

a) REGIÕES PRÓPRIAS DOS ANTERIORES: espádua, braço, codilho, antebraço, joelho.

b) REGIÕES PRÓPRIAS DOS POSTERIORES: coxa, nádega, soldra, perna, jarrete.

c) REGIÕES COMUNS AOS QUATRO MEMBROS: canela, boleto, quartela, coroa, casco.

MEMBROS

19. espádua
20. braço
21. codilho
22. antebraço
23. joelho
24. canela
25. boleto
26. quartela
27. coroa
28. casco
29. coxa
30. nádega
31. soldra
32. perna
33. jarrete

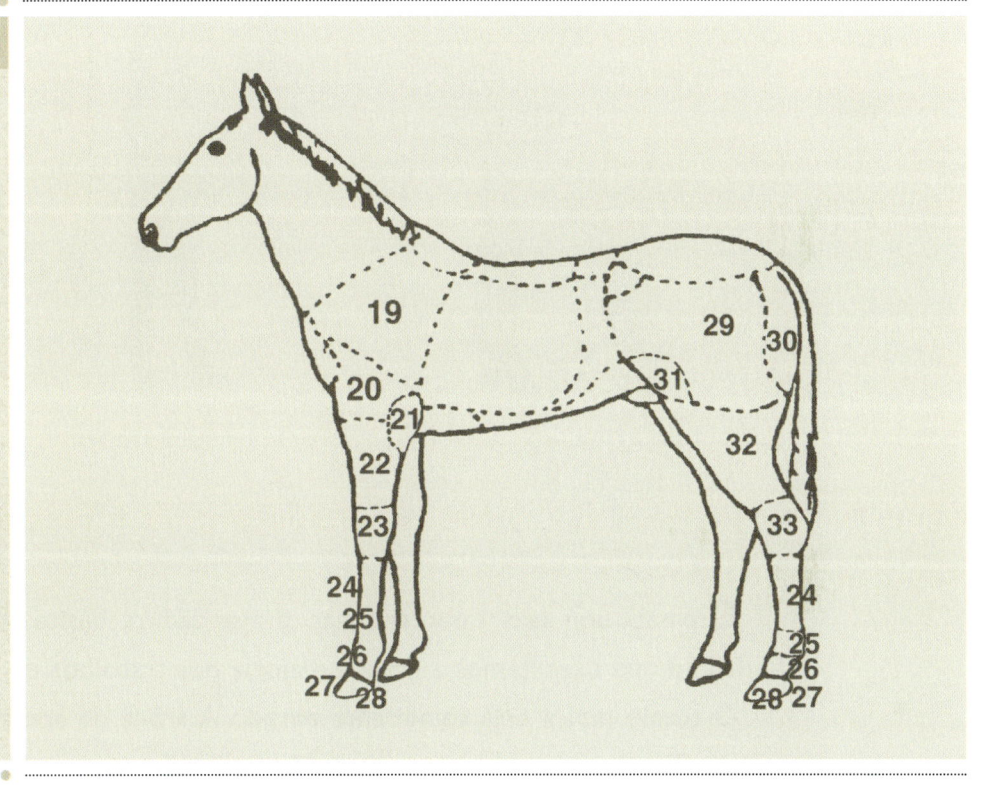

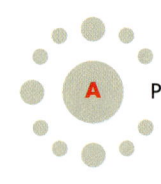

Esqueleto: Regiões do interior do corpo do cavalo

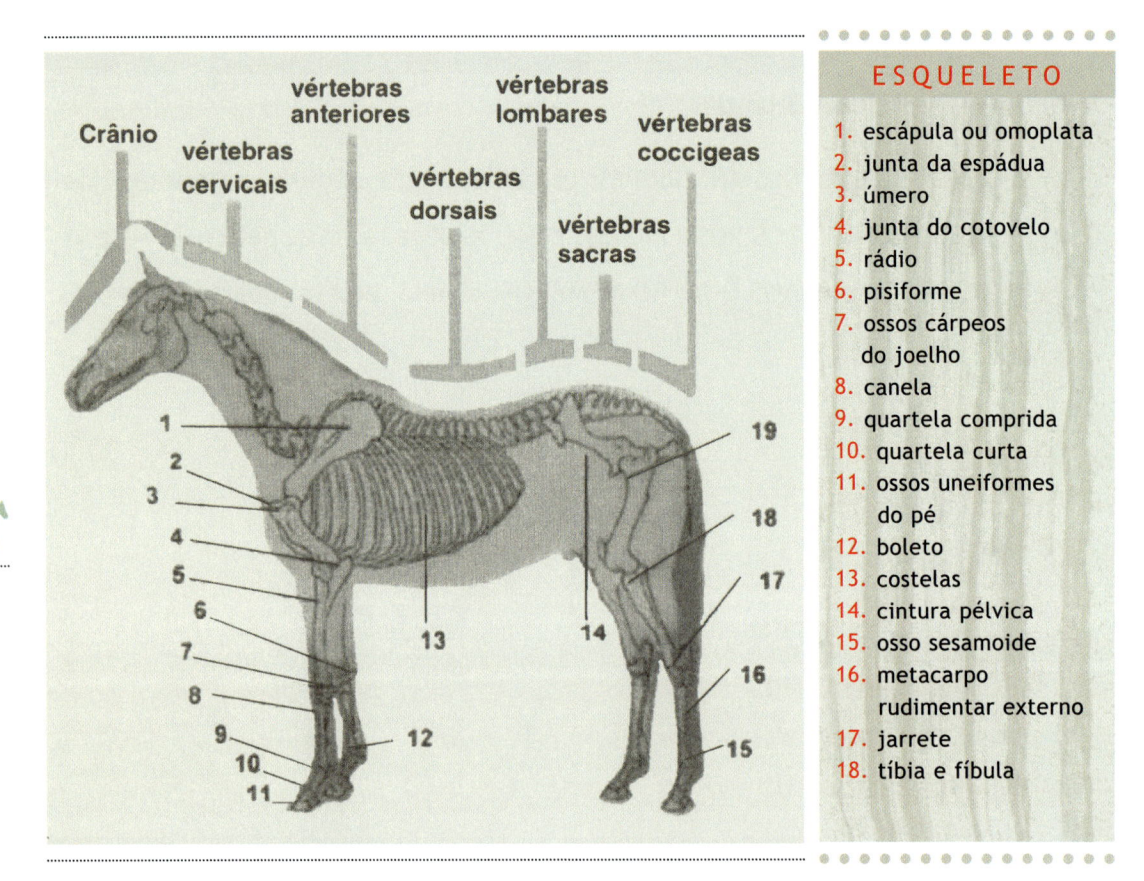

Crânio, vértebras cervicais, vértebras anteriores, vértebras dorsais, vértebras lombares, vértebras sacras, vértebras coccígeas

ESQUELETO

1. escápula ou omoplata
2. junta da espádua
3. úmero
4. junta do cotovelo
5. rádio
6. pisiforme
7. ossos cárpeos do joelho
8. canela
9. quartela comprida
10. quartela curta
11. ossos uneiformes do pé
12. boleto
13. costelas
14. cintura pélvica
15. osso sesamoide
16. metacarpo rudimentar externo
17. jarrete
18. tíbia e fíbula

3.3. Movimento cinesioterapêutico do cavalo

O passo, por suas características, é a andadura básica da equitação e é nessa andadura que executamos a grande maioria dos trabalhos de equoterapia.

O cavalo nunca está totalmente parado. A troca de apoio das patas, o deslocamento da cabeça ao olhar para os lados, as flexões da coluna, o abaixar e o alongar do pescoço etc., impõem ao praticante de equoterapia um ajuste no seu comportamento muscular, o ajuste tônico, a fim de responder aos desequilíbrios provocados por esses movimentos.

No decorrer do passo, o cavalo desloca o pescoço para baixo e para cima. A base do pescoço, onde se apoia a sela, descreve um movimento de baixo para cima, movendo-se alternadamente à esquerda, quando o cavalo descansa o membro anterior esquerdo, e à direita, quando o faz com o membro anterior direito.

Sendo assim, o praticante sofre três forças distintas sobre o cavalo: uma força de cima para baixo (plano vertical), uma força lateral alternada (plano horizontal / eixo transversal), e uma força sobre o plano posteroanterior (plano horizontal / eixo longitudinal). A junção dessas três formas, denominada de movimento tridimensional, proporciona ao praticante uma adaptação ao ritmo do passo do cavalo, exigindo contração e descontração simultâneas dos músculos agonistas e antagonistas, determinando um ajuste tônico da musculatura para manutenção da postura e do equilíbrio.

O efeito desse movimento tridimensional do dorso do cavalo foi descrito e estudado, pela primeira vez, pelo médico alemão Samuel Theodor Quelmaz (*apud* ANDE, Fundamentos Doutrinários da Equoterapia no Brasil. In: Apostilas do curso básico de Equoterapia, 1999), produzido pelo movimento do cavalo e pelo ritmo de seu passo, que tornam o cavalo um instrumento cinesioterapêutico.

A esses movimentos associa-se um quarto: é uma torção da bacia do cavaleiro da ordem de oito graus para cada lado. Considerando a posição do cavaleiro sentado, com uma perna de cada lado do animal, a combinação da inflexão da coluna do cavalo com o abaixamento da anca do mesmo lado faz com que o quadril do cavaleiro acompanhe a torção provocada pela linha das ancas. Em cada passo é executado um movimento de rotação do quadril para cada lado.

Os deslocamentos da cintura pélvica produzem vibrações nas regiões osteoarticulares que são transmitidas ao cérebro, via medula, com a frequência de 180 oscilações por minuto, o que já foi apontado como sendo a mais adequada à saúde.

O sueco fisiatra em mecanoterapia, Gustave Zander (*apud* ANDE, Fundamentos Doutrinários da Equoterapia no Brasil. In: Apostilas do curso básico de Equoterapia,1999), foi o primeiro a afirmar que as vibrações transmitidas ao cérebro com 180 oscilações por minuto estimulam o sistema nervoso simpático. Essa comprovação foi realizada sem associar-se ao cavalo.

O médico alemão, professor Dr. Detlev Rieder (*apud* ANDE, Fundamentos Doutrinários da Equoterapia no Brasil. In: Apostilas do curso básico de Equoterapia, 1999), chefe da neurologia da Universidade Martin Luther, da Alemanha, quase cem anos depois, mediu essas vibrações sobre o dorso do cavalo ao passo e constatou os valores que Zander havia mencionado.

Cada passo completo do cavalo apresenta padrões semelhantes aos do caminhar humano: o homem, ao deslocar-se, inicia seu movimento por meio de perdas e retomadas de equilíbrio e dá sequência ao seu deslocamento pela força muscular de seus membros inferiores.

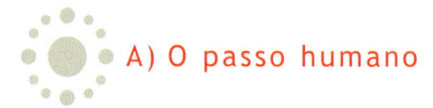

A) O passo humano

Segundo Herbert e Xavier (1998, p. 48), podemos definir marcha humana como sendo: *o conjunto de movimentos rítmicos e alternados do tronco e extremidades visando a locomoção do corpo (ou de seu centro de gravidade) para frente.*

De acordo com a primeira Lei de Newton, um corpo permanece em repouso ou em equilíbrio, a menos que uma força externa haja sobre este corpo. Neste caso, no corpo humano, a parte que pode gerar uma força é o pé, em contato com o solo. Já a terceira Lei de Newton diz que a toda força de ação ocorre uma força de reação de mesma intensidade e sentido contrário. Portanto, o pé exerce uma força de flexão plantar contra o solo e recebe uma força contrária e de mesma intensidade (reação do solo), impulsionando o corpo para a frente, iniciando-se o que chamamos de "ciclo da marcha".

O ciclo da marcha é a atividade que ocorre entre o tempo em que o calcanhar de um dos pés toca o chão e quando ele toca o chão novamente. O comprimento do passo é a distância do ciclo da marcha, ou seja, a distância entre o toque do calcanhar de uma perna e seu toque subsequente.

O passo inicia-se com o tocar do calcanhar no chão. O quadril está em torno de 25 graus de flexão. Durante todo o ciclo da marcha o tronco está ereto e mantém-se assim. O tronco está voltado para o lado oposto, o braço oposto está avançado e o braço do mesmo lado está atrás com o ombro em hiperextensão. Neste ponto, o peso do corpo começa a mudar para a perna do passo.

O quadríceps está contraído, a fim de minimizar a quantidade da flexão do joelho. Os flexores do quadril estão ativos, enquanto os extensores estão começando a se contrair, evitando que o quadril se flexione além do necessário. Quando o pé bate no chão, transmite a força para cima através do tornozelo, joelhos e quadril, até o tronco. Isso pode fazer com que a pelve gire anteriormente, flexionando um pouco o tronco, se o eretor da coluna não estiver reagindo contra esta força.

Quando o pé está todo em contato com o chão, o tornozelo move-se em cerca de 15 graus de flexão planar, o joelho move-se em cerca de 20 graus de flexão, e o quadril move-se em extensão, permitindo ao resto do corpo acompanhar o movimento com a perna. A mudança de peso no membro continua.

O ponto no qual o peso passa sobre o pé que está sustentando o peso do corpo é chamado de passo médio. Aqui o tornozelo move-se em leve dorsiflexão, o joelho e o quadril continuam a se estender, os braços estão em extensão e paralelos ao corpo, e o tronco está na posição neutra de rotação. Agora, o corpo alcança o ponto mais alto no ciclo da marcha, que é o período do apoio simples.

Em seguida, começa a fase de propulsão, quando o calcanhar levanta do chão e os flexores plantares do tornozelo estão ativos e empurram o corpo para a frente. O joelho está próximo da extensão total, e o quadril move-se em hiperextensão. O tronco começa a girar para o mesmo lado e o braço oscila em direção ao ombro flexionado.

Quando os dedos estão fora do chão é o que chamamos de fase da oscilação. O tornozelo move-se cerca de 10 graus de flexão plantar e o joelho e o quadril estão flexionados. Essa fase é dividida em três partes: aceleração, oscilação média e desaceleração.

Na aceleração, o membro está atrás do corpo. O tornozelo está dorsiflexionado e o joelho e o quadril continuam a flexionar. Na oscilação média, o tornozelo é trazido para a posição neutra pelos dorsiflexores, o joelho está na sua flexão máxima, como o quadril está flexionado em cerca de 25 graus. O efeito desses movimentos é encurtar o membro inferior, permitindo ao pé se elevar do chão quando for realizada a oscilação. Na desaceleração, o tornozelo está em posição neutra, como preparação para o toque do calcanhar, o joelho se estende, os músculos da coxa se contraem para desacelerar a perna, evitando sua hiperextensão.

Devido ao fato de as pernas se alternarem ritmicamente, a pelve se encontra apoiada, alternativamente, ora num lado ora no outro. Como o grau de apoio depende da rapidez da progressão, é difícil proporcionar uma descrição apurada dos movimentos verticais da pelve durante a marcha.

Se colocarmos as mãos nos quadris durante a marcha notamos que eles se movem para cima e para baixo, quando a pelve cai levemente de cada lado, direito e esquerdo. Quando a perna oscilante avança, a pelve do mesmo lado é levada para a frente, numa amplitude maior do que o lado oposto. Quando a outra perna oscila para a frente, essa situação se repete, porém o lado oposto é o envolvido.

Os braços deverão oscilar com a perna oposta. O tronco gira para a frente quando o membro progride, através da fase de oscilação. O efeito da oscilação dos braços em oposição à rotação do tronco é para controlar a quantidade de rotação do tronco, fornecendo uma contrarrotação. A cabeça deverá estar ereta, os ombros nivelados e o tronco em extensão.

Da mesma maneira, quando está com um pé à frente e outro atrás, sua cintura pélvica sofre uma torção no plano horizontal para o lado do pé que está recuado.

Logo podemos ver que os movimentos humanos e os movimentos produzidos pelos cavalos ao passo são idênticos. É exatamente esse movimento que gera os impulsos que acionam o sistema nervoso para produzir as respostas que vão dar continuidade ao movimento e permitir o deslocamento.

Constatamos que o movimento produzido pelo cavalo é altamente complexo. Ele se transmite para o cavaleiro, no caso o praticante de equoterapia, através da ligação existente entre o assento do cavaleiro e o dorso do animal, centro de execução dos movimentos do cavalo. É por intermédio dessa ligação que esses movimentos são transmitidos ao cérebro do cavaleiro, através de seu sistema nervoso, e com a continuidade de sua execução são geradas respostas que irão ativar seu organismo.

O ajuste tônico ritmado determina uma mobilização osteoarticular que facilita um grande número de informações proprioceptivas.

"As informações proprioceptivas que provêm das regiões articulares, musculares, periarticulares e tendinosas provocam, na posição sentada sobre o cavalo, novas informações, bastante diferentes das habituais que são fornecidas à pessoa na posição em pé, sobre os pés. Essas informações proprioceptivas novas, determinadas pelo passo do cavalo, permitem a criação de esquemas motores novos. Trata-se, nesse caso, de uma técnica particularmente interessante de reeducação neuromuscular" (Dr. Hubert Lallery, Revista Cheval Connexion, n.8, de out. 88 — Paris, *apud* ANDE, Fundamentos Doutrinários da Equoterapia no Brasil. In: Apostilas do curso básico de Equoterapia, 1999, p. 7).

A esse volume importante de informações proprioceptivas é necessário acrescentar a massa de informações exteroceptivas cutâneas, que são de origens diversas. Os glúteos, em contato com o dorso do cavalo, passam um grande número dessas informações, bem como a face interna das coxas e das panturrilhas (batatas das pernas), quando estão em contato com os flancos do cavalo. As mãos, no contato com as rédeas, trazem também uma grande quantidade de informações.

A cada passo do cavalo, o centro de gravidade do praticante é defletido da linha média, estimulando as reações de equilíbrio, que proporcionam a restauração do centro de gravidade dentro da base de sustentação. O sistema vestibular é, assim, repetidamente solicitado, estimulando, de modo contínuo, suas conexões entre os canais semicirculares, onde as células ciliares e otólitos captam as oscilações da endolinfa provocadas pelos movimentos da cabeça, com o cerebelo, tálamo, córtex cerebral, medula espinhal e nervos periféricos, em ambos os sentidos, ascendente e descendente.

O cavalo, ao deslocar-se, exige do cavaleiro ajustes tônicos para adaptar seu equilíbrio a cada movimento. O ritmo do passo tem uma frequência de 1 (um) a 1,25 (um e vinte e cinco) movimentos por segundo, que leva o cavaleiro a realizar de 1.800 (um mil e oitocentos) a 2.250 (dois mil e duzentos e cinquenta) ajustes tônicos em trinta minutos de sessão.

A quantidade de repetições torna o exercício bastante intenso, apesar da pouca tensão muscular solicitada nessa andadura. Por esse motivo, não é recomendado que uma sessão de equoterapia dure mais de 30 minutos.

Tudo que acabamos de descrever é obtido com o cavalo ao passo. "As informações dadas pelo trote são totalmente diferentes das fornecidas pelo passo. Enquanto as informações dadas pelo passo, nas condições descritas anteriormente podem ser tranquilizantes, as do trote, por seu movimento vertical e saltitante, determinam uma ação reflexógena muito estimulante, podendo ser utilizadas nas paralisias periféricas do tipo pálio, mas jamais nas de origem central. O trote, por formação, é anxiógeno e por isso seu emprego é limitado" (Dr. Hubert Lallery, *apud* ANDE, Fundamentos Doutrinários da Equoterapia no Brasil. In: Apostilas do curso básico de Equoterapia, 1999, p. 8).

Por isso, a grande vantagem da utilização do cavalo. Pelo fato de o praticante ser incapaz de gerar os movimentos por si só, o cavalo gera os movimentos e os transmite ao praticante, que desencadeia um mecanismo de resposta. Apesar de os movimentos se processarem de maneira rápida, ela não é tão rápida que impeça seu entendimento pelo cérebro humano. E sua repetição, simetria, ritmo e cadência fazem com que as respostas surjam de maneira bastante rápida.

3.4. Tipos de andaduras do cavalo

Os agentes essenciais do movimento, os músculos, movem mecanicamente as alavancas ósseas. Estas abrem e fecham de modo alternado os ângulos articulares e desencadeiam a oscilação do membro, modificando o equilíbrio, que é a base da tomada da andadura.

A amplitude e a rapidez das passadas têm um papel importante nos deslocamentos. A extensão dos passos aumenta o grande comprimento dos raios e dos membros, aliada à perfeita estabilidade do equilíbrio. A velocidade aumenta com a rapidez das repetições anteriores, animada pela atividade sensitivo-motora.

A resultante desses elementos, a impulsão, é dominada pela parte traseira e transmitida pela Raquis à parte dianteira, enquanto o equilíbrio do animal está regulado pelo balanceio cervicocefálico.

O movimento é assim desencadeado para frente, para trás, por associação dessas ações conjugadas com os deslocamentos do centro de gravidade, do peso do cavalo e da massa levada ou puxada.

O momento em que ocorre a elevação dos membros denomina-se "tempo de sustentação" e produz os passos largos. Logo após, o colocar os pés no chão é denominado o momento do "apoio", que começa por amortecimento e termina por parada.

De acordo com Romaszkan, Junqueira e Dimz (1986, apud FREIRE, 1999, p. 42), o cavalo possui três andaduras naturais: passo, trote e galope. Outros tipos de andaduras e movimentos que o cavalo pode executar são ensinados pela pessoa que o adestra e por isso não são considerados naturais.

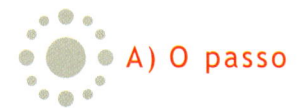

A) O passo

Segundo Lallery (1992, *apud* FREIRE, 1999, p. 42), o passo é mais indicado para a equoterapia devido a sua regularidade. É um passo uniforme, ritmado, que pode tornar-se para o cavaleiro um embalo, não produzindo impacto em quem monta, permitindo a este permanecer em íntima ligação com o animal. O embalo do passo permite abaixar o nível de angústia e ajuda nos estados psicológicos de inibição.

O passo é uma andadura simétrica, rolada ou marchada, basculante, a 4 (quatro) tempos, ou seja, cada membro se eleva e pousa sucessivamente sempre na mesma ordem, fazendo-se ouvir 4 (quatro) batidas distintas.

É simétrica, porque as variações da coluna vertebral em relação ao eixo longitudinal do cavalo são simétricas; é rolada, porque não existe tempo de suspensão, ou seja, sempre existem membros em apoio; é basculante em consequência dos movimentos do pescoço do cavalo; e é a 4 (quatro) tempos, porque ouvem-se 4 (quatro) batidas distintas entre o elevar até o pousar de um determinado membro.

Ao iniciar o passo, um dos membros anteriores, em geral, se eleva primeiro. Por exemplo, se é o AD (Anterior Direito) que inicia o passo, o membro seguinte a se elevar será o PE (Posterior Esquerdo), depois o AE (Anterior Esquerdo) e, finalmente, o PD (Posterior Direito). Os membros pousam na mesma ordem de elevação e o passo completo à direita termina com o pousar do PD e um passo completo à esquerda pelo pousar do PE, desde que o cavalo tenha partido parado.

No decorrer do passo, o cavalo desloca o pescoço para baixo e para cima. A base do pescoço, onde se apoia a sela, descreve um movimento de baixo para cima, movendo-se alternadamente à esquerda, quando o cavalo descansa o membro anterior esquerdo, e à direita, quando o faz com o membro anterior direito. Sendo assim, o cavaleiro sofre três forças distintas sobre o cavalo: uma força de cima para baixo, uma força lateral alternada, e uma força sobre o plano posteroanterior. A junção dessas três formas, denominada de movimento tridimensional, determina ao cavaleiro um ajuste tônico da musculatura agonista e antagonista geral para manutenção da postura e do equilíbrio. Portanto, é nesta andadura que o praticante recebe os movimentos tridimensionais e multidimensionais transmitidos pelo andar do cavalo.

Acrescenta-se, também, que nessa andadura o sistema nervoso do cavalo está pouco excitado e o sistema muscular fracamente tenso, conservando-se deste modo o cavalo em bom estado de receptividade.

O ritmo do passo tem uma frequência de 1 a 1,25 movimentos por segundo, que leva o cavaleiro a realizar de 1.800 a 2.250 ajustes tônicos em trinta minutos de sessão, resultando em um aumento de 12,5% dos batimentos cardíacos, que pode ser comparado a uma caminhada lenta.

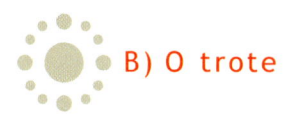

B) O trote

Essa é a forma de deambulação do cavalo um pouco mais rápida que o passo. As informações dadas ao cavaleiro no trote são totalmente diferentes do passo.

O trote é uma andadura simétrica, saltada, fixada a 2 (dois) tempos, na qual os membros de cada bípede diagonal se elevam e pousam simultaneamente, com um tempo de suspensão entre o pousar de cada bípede diagonal.

É simétrica, porque os movimentos da coluna vertebral em relação ao eixo longitudinal do cavalo são simétricos; é fixada, porque os movimentos do pescoço são quase imperceptíveis (são bastante limitados); e é a 2 (dois) tempos, porque entre o elevar de um bípede diagonal até seu retorno ao solo (inclusive) ouvem-se 2 (duas) batidas. É uma andadura na qual o cavalo conserva uma atitude de conjunto quase constante.

Durante o trote, ocorre um aumento na frequência cardíaca de 62,5% e frequência cardiocirculatória, podendo ser comparado a uma caminhada acelerada.

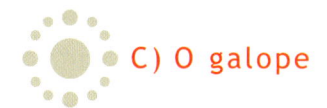

C) O galope

É a terceira forma de deambulação do cavalo. O galope é uma andadura natural, assimétrica, diagonal saltada, muito basculada, a 3 (três) tempos, seguidos por um de interrupção.

É assimétrica, porque os movimentos da coluna vertebral em relação ao eixo longitudinal do cavalo não são simétricos; é saltada, porque existe um tempo de suspensão; é muito basculada, em razão dos amplos movimentos do pescoço; e é a 3 (três) tempos porque entre o elevar de um membro ou membros associados, até seu retorno ao solo ouvem-se 3 (três) batidas. Após o terceiro tempo e antes do tempo seguinte, tem-se um intervalo durante o qual o cavalo se equilibra no ar, tempo de suspensão, intervalo aproximadamente igual ao tempo que separa qualquer passada.

Sobre o plano vertical, o cavalo faz um gesto de abaixamento do pescoço e sobre o plano horizontal as ondulações vertebrais são assimétricas.

Supondo-se o cavalo galopando no pé direito, o primeiro tempo é o pousar do posterior esquerdo, seguido do pousar da diagonal esquerda (segundo tempo) e, finalizando, com o pousar do anterior direito (terceiro tempo). Numa cavalgada a galope há um aumento de 67,5% na frequência cardíaca, podendo ser comparada ao ciclismo ou a uma corrida.

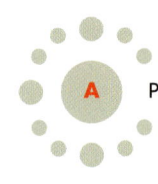

3.5. O cavalo para equoterapia

O cavalo é um ser dinâmico, de maneira que nenhum princípio pode ser definido com precisão, porque obedece a um número incalculável de forças-efeito de gestos e reações. Não existe uma raça própria para a equoterapia, e muito menos o cavalo ideal, pois as especificações do cavalo para a equoterapia não são encontradas na literatura específica. Algumas características básicas, porém, deverão ser levadas em consideração, quanto a sua escolha.

Há três fases distintas na vida do cavalo: idade jovem, idade adulta e idade do declínio. A escolha normalmente se dá pelo animal com idade acima de dez anos (idade adulta), por ser um animal mais manso, mais dócil e menos inquieto, e por isso pode ser montado com maior tranquilidade.

Deverá ser treinado para ser montado pelo lado direito e esquerdo, uma vez que os pacientes podem apresentar deformidades em um hemicorpo, por exemplo. Deve, também, ser treinado para o uso de brinquedos e objetos, de modo que não se assuste com eles.

Não há diferença entre a égua e o cavalo, mas caso seja um cavalo, deverá ser castrado e caso seja uma égua é necessário um alerta quanto ao período crítico do cio, para não dificultar sua agilidade e a montaria pelo indivíduo, fazendo com que ele fique com as pernas muito abertas sobre o animal, dificultando, assim, o tratamento. O animal não poderá ser gordo, mas deverá ter uma massa corporal necessária para carregar duas pessoas.

A prática demonstra que os cavalos mais adequados para a equoterapia são aqueles de estatura baixa. A altura do cavalo deverá ser, no máximo, de um metro e meio, medindo-se do chão a cernelha do animal, a fim de não cansar o terapeuta. O ângulo da quartela deverá ser o mais próximo possível do zero, uma vez que, junto ao ângulo citado, maior maciez terá o passo do cavalo.

O cavalo deve ser equilibrado para que o praticante fique mais perto do centro de gravidade do cavalo e seu corpo fique como se estivesse em pé, com ombros e calcanhares em linha reta. Com um cavalo desequilibrado isso não é possível, pois há uma alteração na posição do seu centro de gravidade. O cavalo deve ter as andaduras regulares, porque é nelas que se produzem os movimentos úteis para a recuperação do praticante.

O cavalo tem três andaduras: o passo, o trote e o galope (já descritos anteriormente). O cavalo para a equoterapia deverá ter essas três andaduras regulares, ritmadas e equilibradas. Para isso é preciso ter vários aspectos do seu corpo em harmonia (olhar figura[3]):

• **ANTEMÃO OU TERÇO ANTERIOR** • são as partes do cavalo que ficam à frente do corpo do cavaleiro quando montado: a cabeça, o pescoço, as espáduas, os membros anteriores precisam possuir uma antemão com espáduas largas e bem musculosas, a fim de que a menor contração seja percebida pelo cavaleiro e por ser mais cômoda e sossegante.

• **DORSO LOMBAR OU CORPO OU TERÇO MÉDIO** • é a parte do cavalo que fica sob o cavaleiro: o dorso, os rins, o ventre e os flancos — o segmento não deve apresentar

[3] Figura retirada e adaptada do livro LICART, C. *A arte da equitação: como aprender e ensinar a montar.* Campinas, SP: Papirus, 1988.

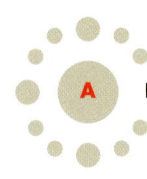

uma cernelha muito saliente, seu centro de gravidade deve ser abaixo da cernelha, o flanco deverá ter uma circunferência discreta (tipo puro-sangue), a fim de evitar uma grande abertura dos membros inferiores do cavaleiro.

• **POST-MÃO OU TERÇO POSTERIOR** • compreende as partes do cavalo que ficam atrás do corpo do cavaleiro quando montado: a garupa e os membros posteriores — deverão ser largos, musculosos e confortáveis, propiciando a manutenção da correta postura do cavaleiro.

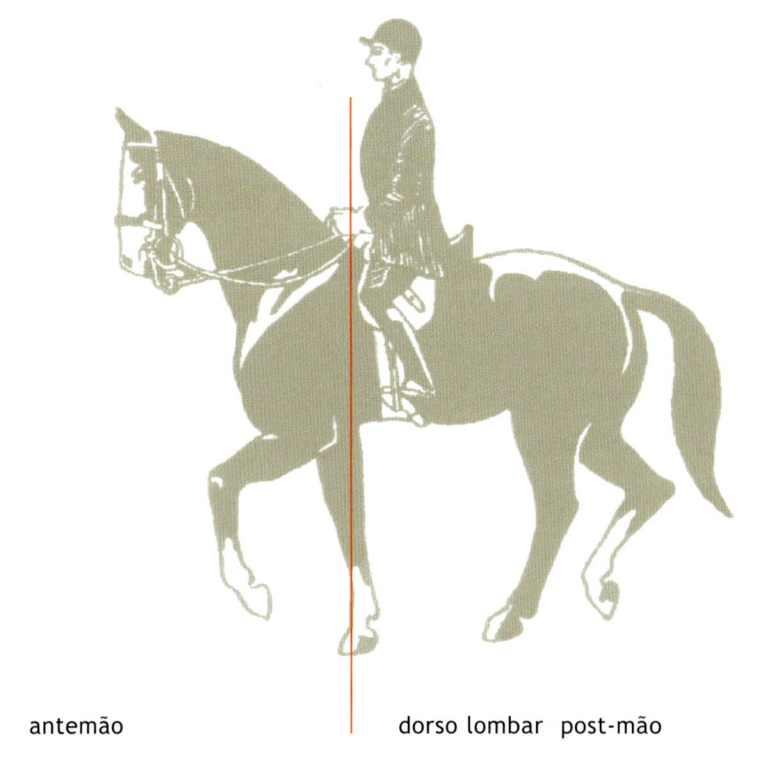

antemão   dorso lombar   post-mão

3.6. Equipamentos utilizados na equoterapia

Para o trabalho de equoterapia podem ser utilizados os materiais de montaria já existentes, aos quais serão necessárias algumas modificações:

• **Manta grossa de lã ou espuma,** para maior conforto e proteção do cavalo e cavaleiro, que deve envolver todo o dorso e as regiões laterais do tronco do cavalo, sendo presa na barriga do cavalo por uma cinta, que também absorve o excesso de suor.

• **A embocadura** é uma peça de metal, constituída de duas argolas ligadas entre si por um bocal de metal, articulado no centro ou não (bridão ou freio leve, respectivamente), que é colocado na boca do cavalo, por onde se transmite diretamente o comando para o cavalo, exercido pelas mãos do cavaleiro nas rédeas.

• **A cabeçada** é uma peça dos arreios, confeccionada em couro, que se coloca na cabeça do cavalo com uma parte no focinho, onde se prende a embocadura.

• **Cabresto,** que se coloca na cabeça do cavalo, ou guia de trabalho para cavalo, que é uma tira longa de couro e é presa na cabeçada; serve para indicar o caminho que será percorrido com o cavalo durante a sessão de tratamento.

• **Cilhão** é uma tira larga de couro acolchoada, com duas argolas para se segurar, que é colocada sobre o dorso do cavalo e tem um estribo de cada lado.

Os estribos são duas peças de metal ajustadas ao cilhão para o cavaleiro subir e firmar os pés quando montado no cavalo e para descer dele.

Além desses materiais de montaria, são utilizados também, dependendo de cada caso, materiais para estimulação, como bastão, bambolê, bola, jogos, argolas, bandeiras, cones, balizas, e outros.

Para realização da equoterapia, o local ideal deve ser tranquilo, em contato com a natureza, que possa transmitir ao praticante a sensação de calma e tranquilidade, proporcionando-lhe relaxamento maior a cada sessão.

É interessante ressaltar também a importância de o terreno possuir um solo macio, ou seja, deve ser um terreno com solo de areia, serragem, grama ou terra fofa, para suavizar as batidas das patas do animal ao solo, fazendo com que o impacto causado no praticante seja de menor intensidade. Dependendo da patologia, devemos ter um pedaço do terreno com irregularidades, ou seja, um pedaço em declive, outro plano, com um pequeno monte, para se estimular o equilíbrio, força muscular e coordenação de formas variadas.

A amplitude e a rapidez das passadas têm um papel importante nos deslocamentos. A extensão dos passos aumenta o grande comprimento dos raios e dos membros, aliada à perfeita estabilidade do equilíbrio. A velocidade aumenta com a rapidez das repetições anteriores, animada pela atividade sensitivo-motora.

4. Indicação e contraindicação da equoterapia

A prática da equoterapia objetiva os benefícios físicos, psíquicos, educacionais e sociais de pessoas com necessidades especiais. Para que possamos ter uma sessão segura e evitar aumentar a deficiência dos cavaleiros, pois se trata de pessoas frágeis, devemos tomar alguns cuidados específicos.

A eventualidade de um acidente vem à mente com frequência, quando se fala de equoterapia, mas eles podem ser evitados, quando se toma certo número de precauções, que não deverão ser esquecidas nunca, por exemplo, ensinar que o cavalo é um animal suscetível a reações bruscas e por isso não se deve aproximar dele por trás, porque isso poderá assustá-lo e fazê-lo escoicear.

O futuro praticante de equoterapia deverá também passar por uma avaliação clínica, pelo seu próprio médico ou pelo médico da equipe que irá atendê-lo, com o objetivo de indicar ou contraindicar a prática de equoterapia.

4.1. Indicações

A) Patologias ortopédicas

- Dismorfismos esqueléticos;
- Problemas posturais: cifose, lordose, escoliose;
- Doenças do crescimento;
- Malformações — pé equino varo;
- Malformações da coluna;
- Acidentes com sequela de fraturas e pós-cirúrgicos;
- Amputações;
- Artroses;
- Lombalgia, dorsalgia e cervicalgia;
- Espondilite anquilosante;
- Subluxações de ombro ou quadril.

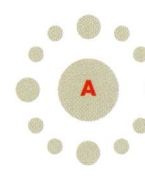

B) Patologias neuromusculares (neuropatias)

- Epilepsia controlada;
- Poliomielite;
- Encefalopatia crônica da infância;
- Sequelas de TCE;
- Hemiplegia;
- Paraplegia;
- Tetraplegia;
- Espinha bífida;
- Doença de Parkinson;
- Epilepsia (alguns casos);
- Acidente vascular cerebral;
- Lesões medulares;
- Meningomieloceles;
- Hidrocefalia;
- Macrocefalia;
- Microcefalia;
- Multiesclerose.

C) Patologias cardiovasculares e respiratórias

- Cardiopatas;
- Doentes respiratórios (que desejam principalmente se reabituar ao esforço e à prática de exercícios físicos);
- Problemas de circulação.

D) Outras patologias

- Distúrbios mentais: demência em geral, síndrome de Down (com exceção dos portadores de excessiva lassidão ligamentar das primeiras vértebras cervicais);
- Distúrbios comportamentais/sociais: formas psiquiátricas de psicoses infantis;
- Distúrbios sensoriais: deficiência visual, deficiência auditiva;
- Alterações de escrita e leitura: disgrafia, disortografia, dislexia, distúrbios da percepção;
- Alterações de linguagem oral: alterações de fala, atraso de linguagem;
- Alterações de motricidade oral;
- Alterações de voz;
- Distúrbios emocionais: insônia, ansiedade, estresse;
- Atraso maturativo: do desenvolvimento psicomotor, instabilidades psicomotoras;
- Sequelas de queimaduras;
- Doenças metabólicas;
- Doenças sanguíneas.

4.2. Contraindicações

- Excessiva lassidão ligamentar das primeiras vértebras cervicais (atlas-axis), p. ex. alguns casos da síndrome de Down;
- Epilepsia não controlada;
- Cardiopatias agudas;
- Instabilidades da coluna vertebral;
- Graves afecções da coluna cervical, como hérnia de disco;

- Luxações de ombro ou de quadril;
- Escoliose em evolução, de 30 graus ou mais;
- Hidrocefalia com válvula;
- Processos artríticos em fase aguda;
- Úlceras de decúbito na região pélvica ou nos membros inferiores;
- Epífises de crescimento em estágio evolutivo;
- Doenças da medula com o desaparecimento de sensibilidade dos membros inferiores (todavia, são conhecidos vários casos de paraplégicos que continuam a praticar a equoterapia);
- Pacientes com comportamento autodestrutivo ou com medo incoercível;
- Geralmente todas as afecções em fase aguda;
- Hemofílicos e leucêmicos (dependendo do caso).

Alguns desses casos podem praticar a equoterapia, porém com um rigoroso controle. Por esse motivo, cada contraindicação deverá ser discutida caso a caso.

Como não se tem o direito de arriscar e agravar a situação do praticante com o pretexto da reeducação, a equoterapia é desaconselhada em todas as doenças na fase aguda e no caso de deficiências graves.

5. Objetivos e benefícios da equoterapia

Cada praticante de equoterapia apresenta um caso específico e, por isso, precisamos formular um programa personalizado, organizado de acordo com as necessidades e potencialidades de cada um.

A finalidade do programa e dos objetivos a serem alcançados terão sempre duas ênfases: primeiramente, com intenções médicas e com técnicas terapêuticas, visando à reabilitação e, em segundo plano, com fins educacionais e/ou sociais, visando à integração ou reintegração.

Sendo assim, as áreas de aplicação da equoterapia são: reabilitação, para pessoas portadoras de deficiência física e/ou mental; educação, para pessoas com necessidades educativas especiais e outros; e social, para pessoas com distúrbios evolutivos ou comportamentais.

Em vista da vasta área de aplicação da equoterapia temos, portanto, uma variedade de objetivos e benefícios terapêuticos:

5.1. Benefícios físicos / psicomotores

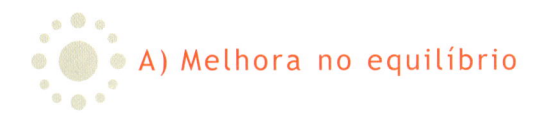

A) Melhora no equilíbrio

Com o deslocamento do cavalo ao passo, o praticante é constantemente submetido a um movimento que faz com que os músculos se contraiam e relaxem de acordo com o movimento tridimensional. O cavalo está sempre desequilibrando o praticante que, automaticamente, procura seu ponto de equilíbrio. Seu corpo é constantemente retirado do eixo gravitacional do cavalo (de seu ponto de equilíbrio), fazendo com que ele procure esse eixo e retorne à posição correta.

Por meio de atividades que envolvem a montaria, os músculos se fortalecem. Como já foi explicado, o movimento rítmico tridimensional do passo do cavalo é similar ao movimento do caminhar, transmitindo impulsos ritmados para os músculos das pernas e do tronco. Podemos trabalhar diferentes grupos musculares, ao colocar o praticante em diferentes posições sobre o cavalo (volteio terapêutico). Alcançaremos, assim, com esses exercícios, músculos profundos que não são atingidos por terapias convencionais.

Para o praticante conseguir manter seu equilíbrio, em primeiro lugar, ele precisa reconhecer sua atitude corporal pelo senso postural e, assim, reajustar sua posição. Em consequência, precisa coordenar seus próprios movimentos e dissociar os gestos dos membros superiores e inferiores.

O cavalo nunca está totalmente parado. Ele desloca a cabeça para olhar para os lados, troca a pata de apoio, abaixa e alonga o pescoço, entre outros movimentos. Todas essas modificações de atitudes provocam no cavaleiro um ajuste de seu comportamento muscular, com o objetivo de responder aos desequilíbrios provocados por esses movimentos.

Muitos cavaleiros deficientes não possuem equilíbrio na posição sentada e necessitam ser auxiliados até a aquisição desse equilíbrio.

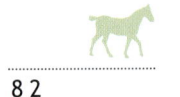

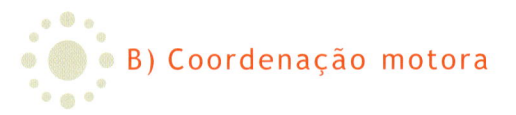

B) Coordenação motora

O movimento tridimensional provoca um ajuste contínuo entre a musculatura agonista e antagonista, favorece o trabalho da inervação recíproca, sendo este um fator imprescindível na estruturação/organização de uma boa coordenação motora. O praticante realiza uma variedade de movimentos combinados entre membros superiores, tronco e membros inferiores. Além desses movimentos impostos pelo cavalo, o terapeuta também pode realizar exercícios específicos para a coordenação, aumentando o grau de dificuldade, quando houver necessidade.

Tatiana Lermontov

capítulo **2**

O uso de prendedores de cabelo para estimulação da coordenação motora fina

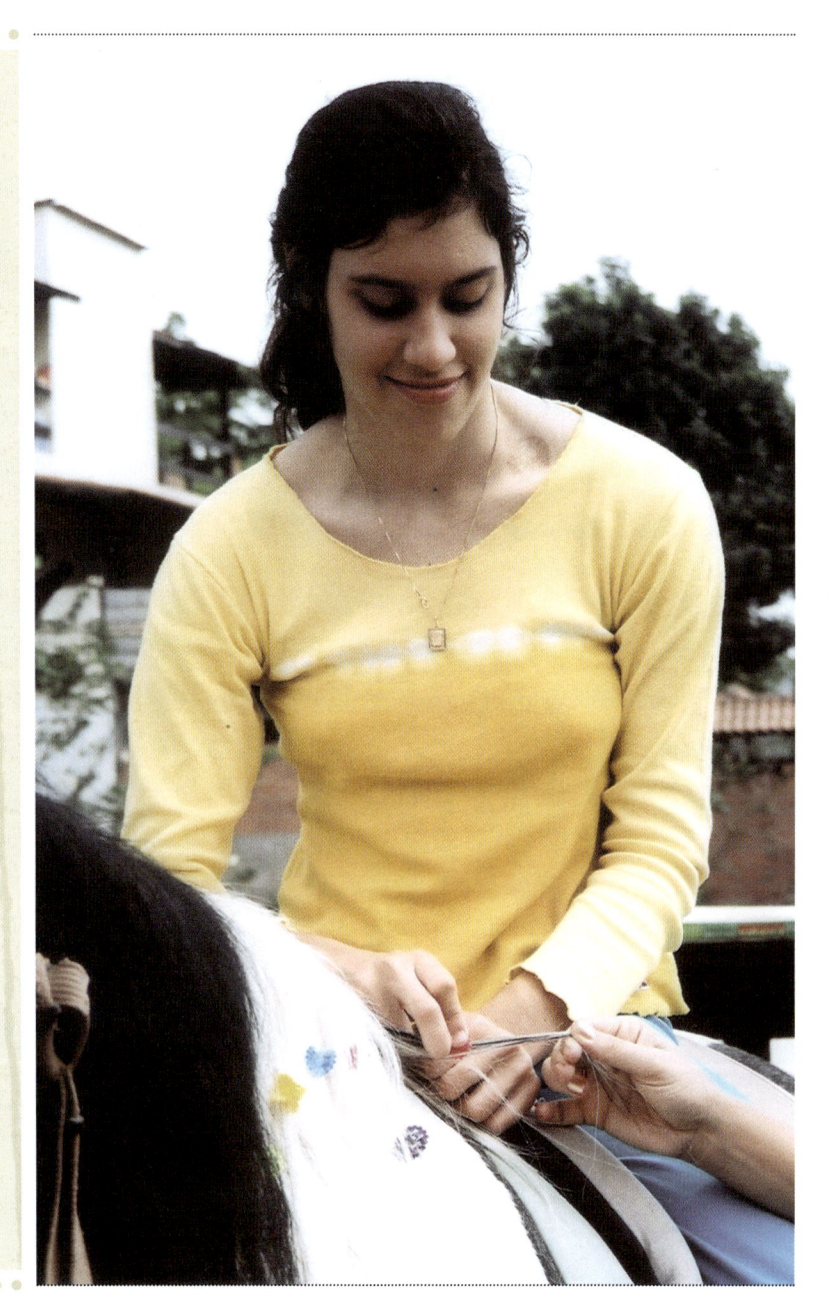

83

A PSICOMOTRICIDADE NA EQUOTERAPIA

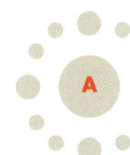

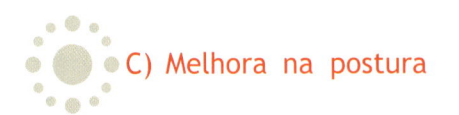

C) Melhora na postura

Os sistemas proprioceptivo, vestibular e sensomotor são estimulados, o que auxilia na melhora da postura e da força. Montar a cavalo requer coordenação e equilíbrio, a fim de obter respostas do cavalo e um *feedback* para o praticante. Em consequência, teremos automaticamente a melhora postural do praticante. Através das atividades propostas pelo terapeuta, conseguimos estimular também a postura.

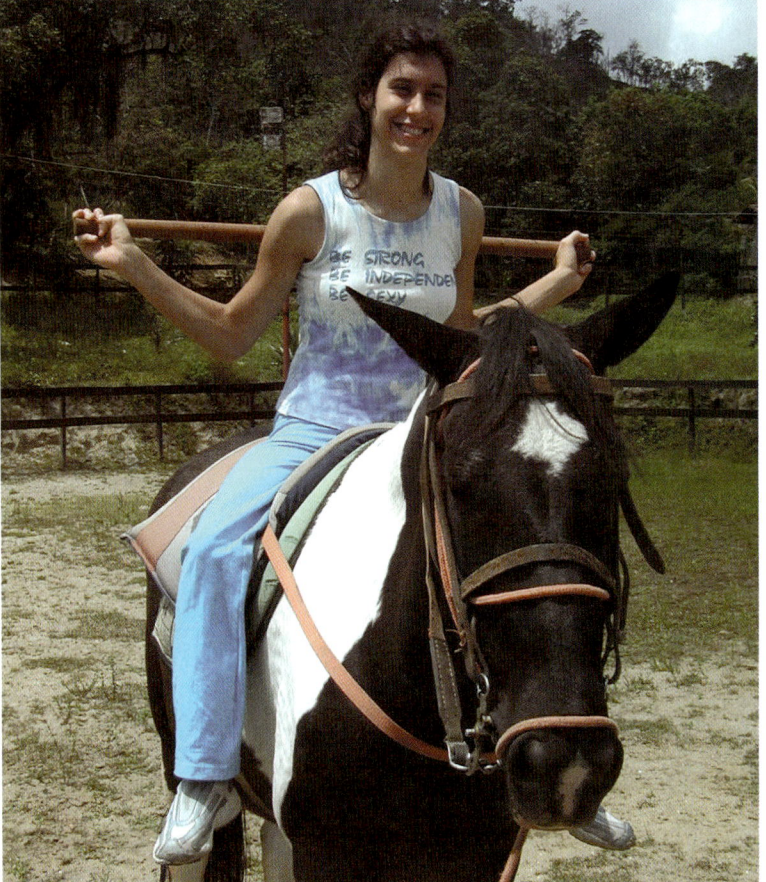

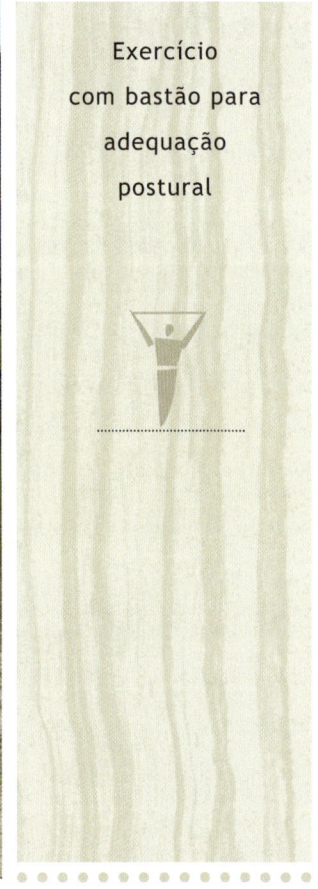

Exercício com bastão para adequação postural

D) Adequação do tônus muscular – relaxamento ou aumento do tônus

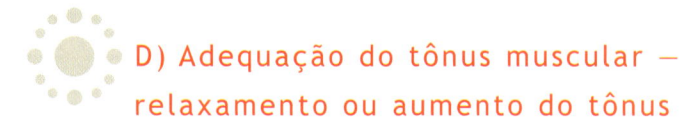

O movimento rítmico, lento, uniforme e constante do cavalo provoca no praticante um embalo relaxante e adormecedor, estimulando uma diminuição no nível tônico muscular. O ambiente em que o praticante se encontra, por ser diferente e extremamente agradável, também contribui para um relaxamento geral. O calor do corpo do cavalo ajuda no relaxamento, especialmente das pernas. Assim, a espasticidade, por exemplo, é diminuída com o movimento rítmico do cavalo. O aumento do tônus muscular é obtido pelas informações dadas pelo trote, por ser este um movimento vertical e saltitante ou pelo passo alongado, que determinam uma ação reflexógena muito estimulante, favorecendo o aumento do tônus muscular.

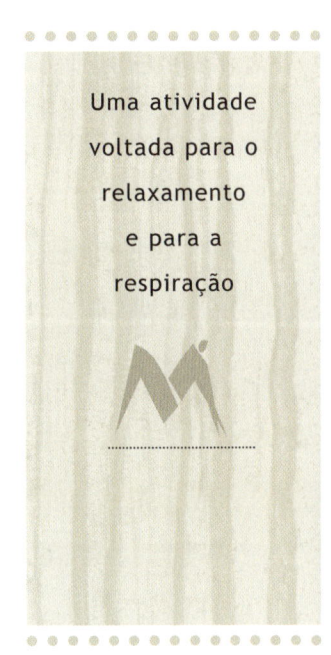

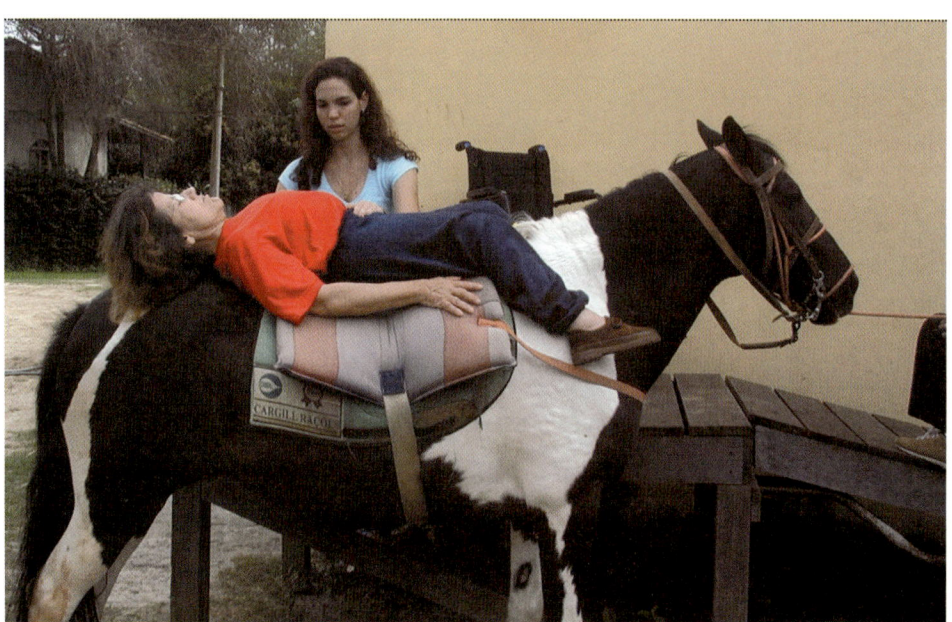

Uma atividade voltada para o relaxamento e para a respiração

A PSICOMOTRICIDADE NA EQUOTERAPIA

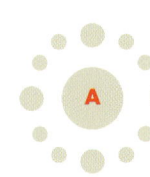

Durante todo e qualquer exercício coordenado com a respiração resulta a melhora da tonicidade muscular.

E) Alongamento e flexibilidade muscular

Desde o momento da subida até a descida, passando pelo sentar sobre o cavalo, a montaria estimula o alongamento e a flexibilidade de diversos grupos musculares, a começar pelos adutores e abdutores da coxa.

A flexão para a frente, a partir do quadril, favorece o desbloqueio da cintura pélvica e o alongamento da musculatura posterior do tronco. A gravidade ajuda a alongar os músculos da panturrilha, quando o cavaleiro monta utilizando estribos.

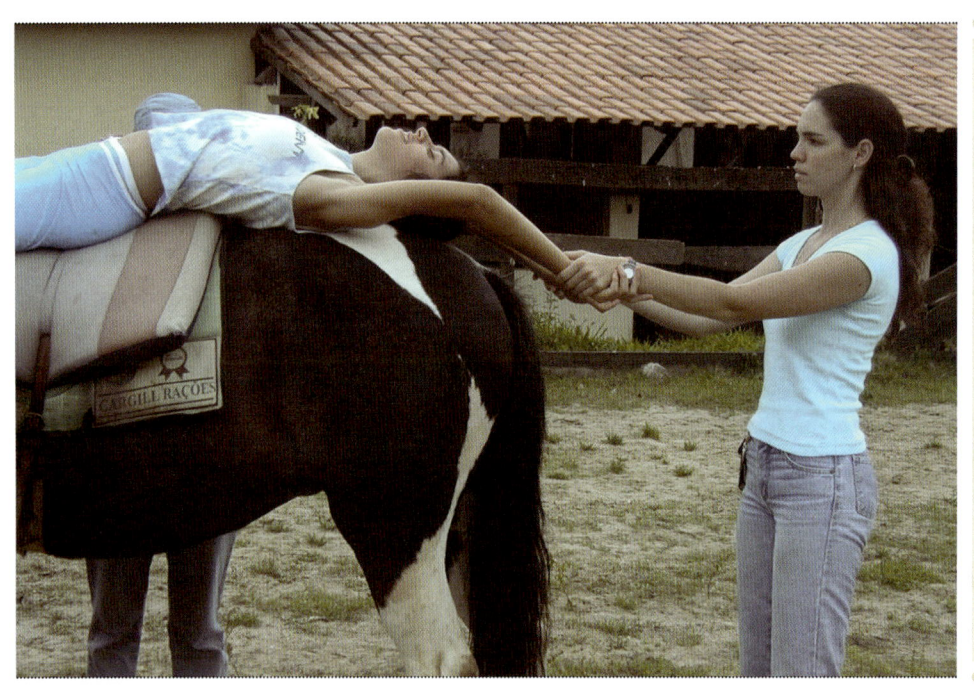

Alongamento corporal

Montar com estribos, em alguns casos, ajuda a esticar os tendões do calcanhar. Os músculos do abdômen e costas são alongados quando o cavaleiro é estimulado a manter-se de pé durante o movimento do cavalo, ou quando for solicitado a encostar a mão na orelha do cavalo, por exemplo. Braços e músculos das mãos são esticados como parte da rotina de exercícios no cavalo e com o auxílio do uso das rédeas. Todos os exercícios têm a finalidade de tornar o corpo mais flexível e alongado, buscando sempre interação com o equilíbrio, coordenação e correção postural.

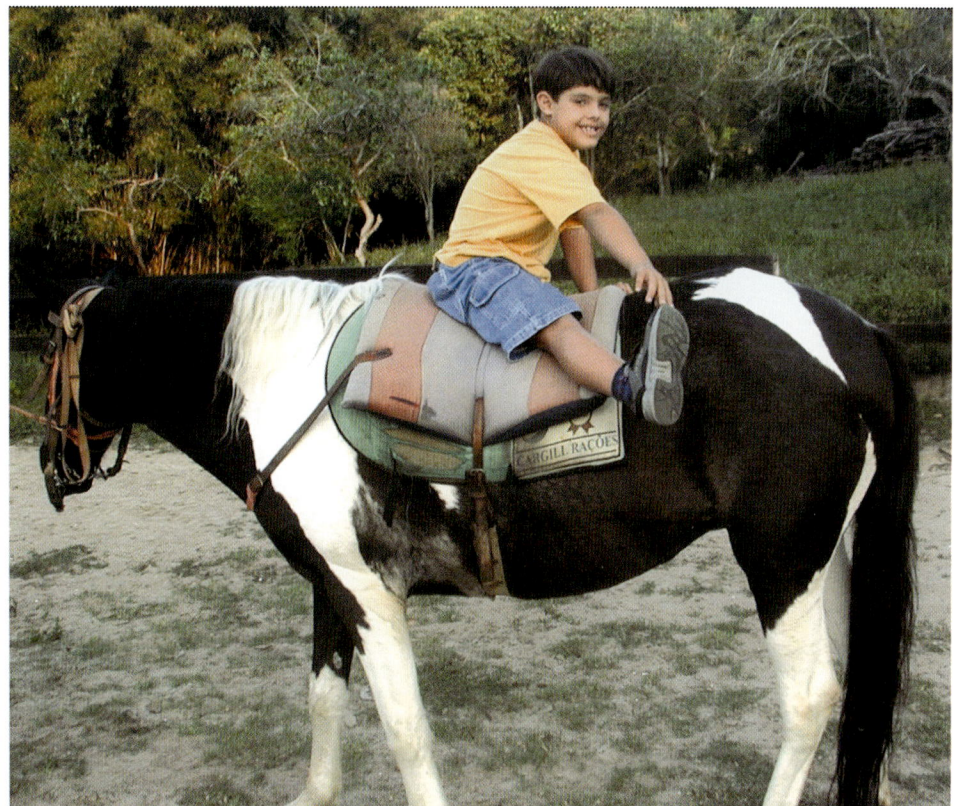

Alongamento corporal

A PSICOMOTRICIDADE NA EQUOTERAPIA

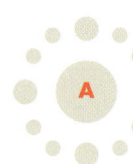

F) Dissociação de movimentos

Durante toda sessão, o movimento do cavalo provoca no praticante a dissociação de cinturas escapular e pélvica. Os terapeutas buscam, através de exercícios direcionados, estimular ainda mais essa dissociação, quando houver necessidade. Podemos realizar exercícios combinados entre membros superiores e inferiores.

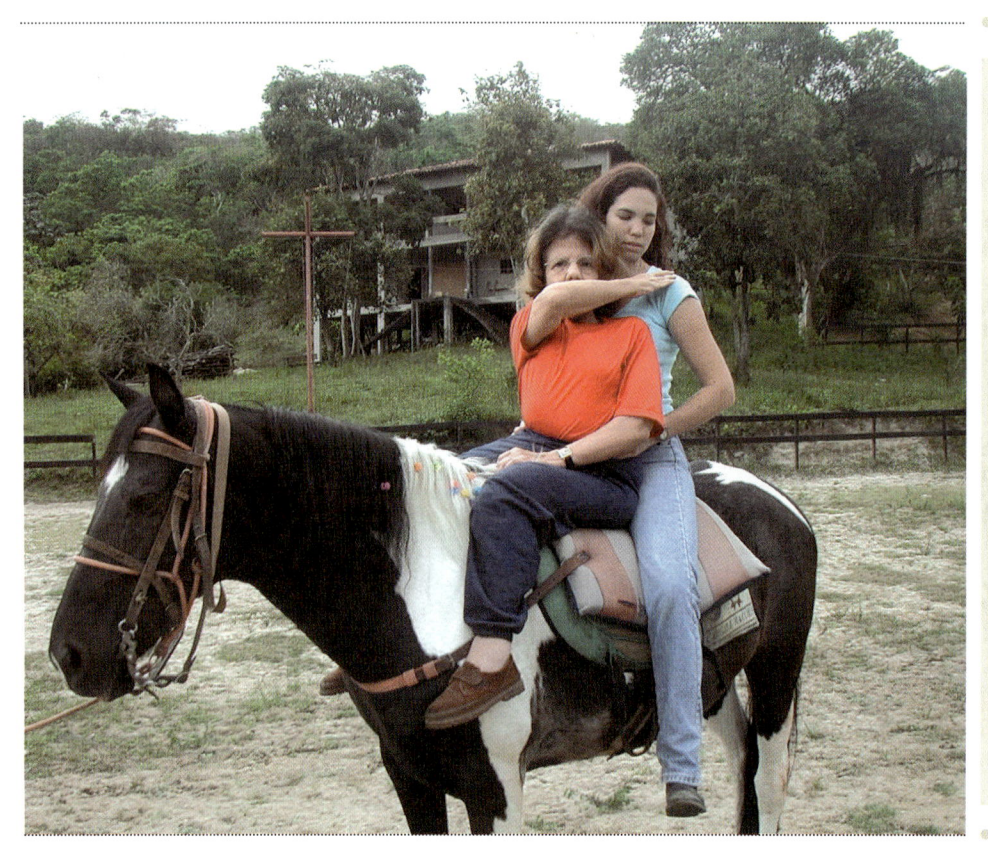

Exercício visando a dissociação das cinturas escapular e pélvica

G) Melhora nos padrões anormais através da quebra de padrões patológicos

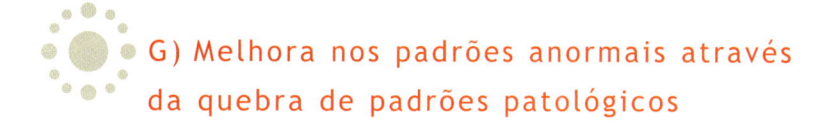

O calor do cavalo, acoplado com o movimento rítmico, é útil na redução da disposição muscular anormal e promove um relaxamento no cavaleiro, ajudando na melhora dos padrões anormais, quebrando padrões patológicos. Se a espasticidade é reduzida e a gama de movimentos aumentada, isso faz com que os movimentos anormais sejam inibidos.

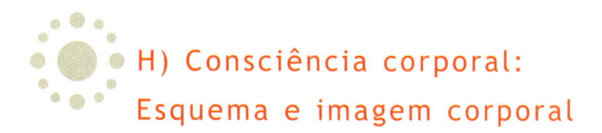

H) Consciência corporal: Esquema e imagem corporal

A criança percebe seu próprio corpo por meio de todos os sentidos. O esquema corporal, que é neurológico, se estabelece pela simultaneidade das informações proprioceptivas e exteroceptivas. As informações proprioceptivas são percebidas pelas regiões articulares, musculares, periarticulares e tendinosas. O praticante, quando sentado sobre o cavalo, recebe novas informações, diferentes das habituais da posição de pé, sobre os pés. Essas informações proprioceptivas novas, determinadas pelo passo do cavalo, permitem a criação de esquemas motores novos. O domínio do corpo físico necessário em equitação, que passa a ocupar um espaço diferente no ambiente, conduz a melhor domínio dos afetos, ligados à imagem do corpo do sujeito.

A PSICOMOTRICIDADE NA EQUOTERAPIA

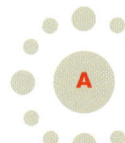

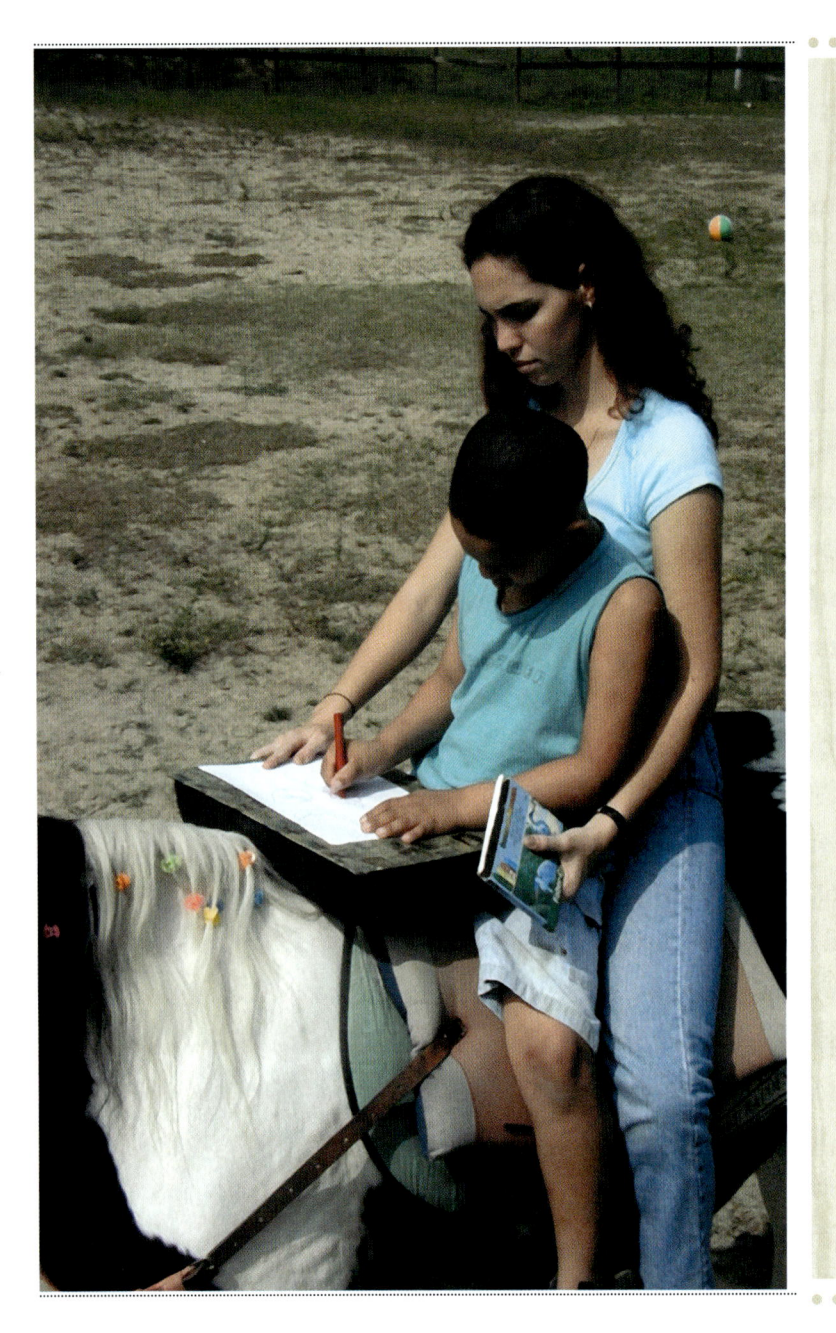

O uso de desenho para verificação da internalização da imagem corporal

I) Melhorias na respiração e na circulação

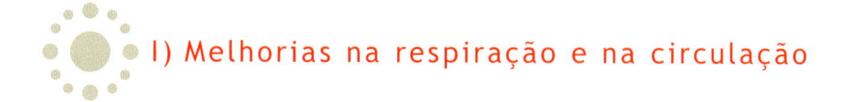

Sabemos que durante as diferentes andaduras do cavalo ocorre um aumento dos batimentos cardíacos, ainda que a equitação não seja considerada normalmente como um exercício cardiovascular. Trotar e galopar aumentam ao mesmo tempo a respiração e a circulação. O cavalo atua diretamente nos músculos envolvidos na respiração, ajudando, consequentemente, a circulação.

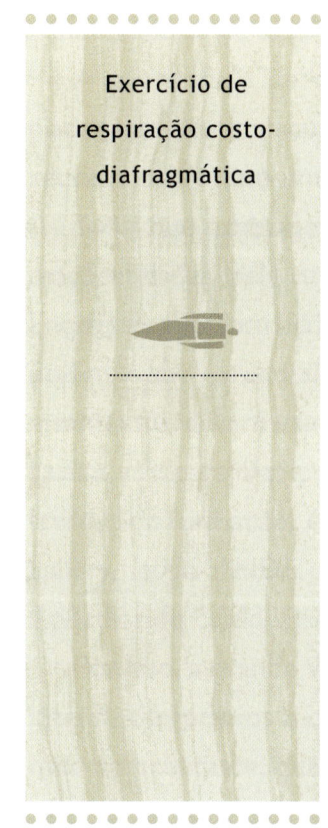

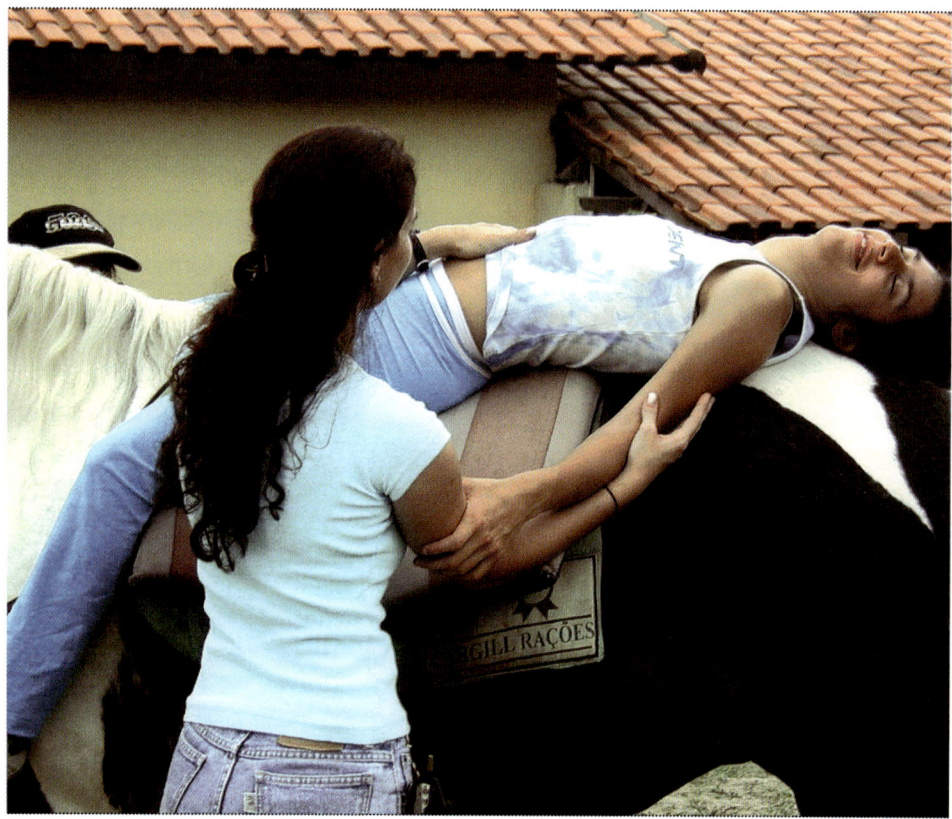

Exercício de respiração costo-diafragmática

A PSICOMOTRICIDADE NA EQUOTERAPIA

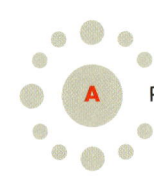

J) Integração dos sentidos

Os sistemas visual, oral, auditivo, tátil, proprioceptivo, vestibular e nutritivo são todos sistematicamente estimulados na equoterapia. As informações obtidas pela visão sobre o cavalo são importantes para o praticante, pois ele não vê o espaço e os objetos da mesma forma que do chão, seu olhar vai mais longe, passando a ter uma noção diferente do mundo que o cerca. A visão é usada também no controle e direcionamento do cavalo.

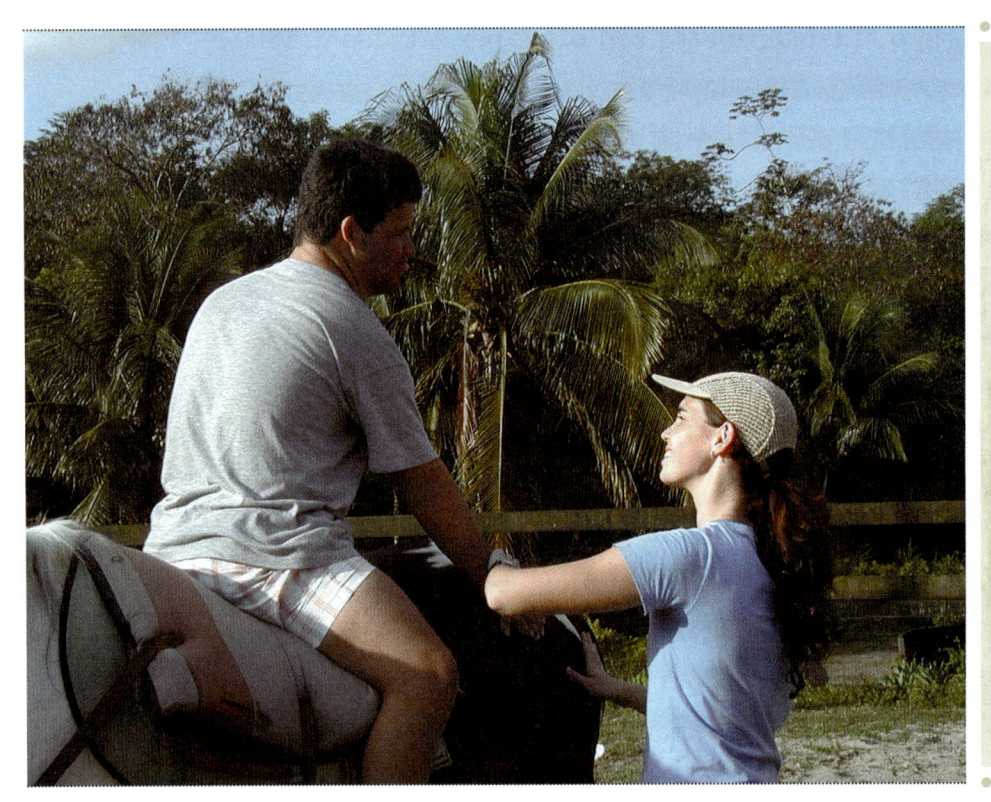

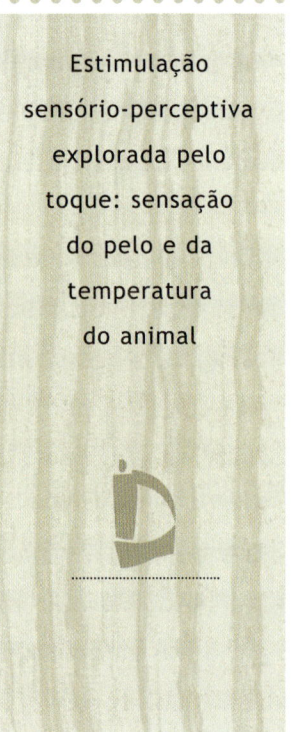

Estimulação sensório-perceptiva explorada pelo toque: sensação do pelo e da temperatura do animal

Os muitos sons do local ajudam a desenvolver o sistema auditivo. Há uma variedade de barulhos que atingem o ouvido do praticante, como a voz do terapeuta que está no picadeiro, o som das batidas dos cascos do cavalo, o som da natureza, o cantar do passarinho, latido de cachorro e outros. Além disso, o sistema vestibular também é estimulado pelo movimento do cavalo, pelas mudanças de direção e postura e pela velocidade da andadura do cavalo.

Quanto às informações olfativas, elas vêm em função do próprio cavalo e da disposição e condições dos lugares frequentados, responsáveis pelos cheiros existentes nos estábulos e instalações.

Montar estimula o sentido tátil, por exemplo, a percepção da textura dos arreios utilizados, da crina do cavalo, das diferentes texturas e da temperatura do corpo do animal e dos estímulos internos.

Alguns desses sentidos trabalham juntos e são integrados no ato de montar. Além disso, os proprioceptores (receptores que dão informações dos músculos, tendões, ligamentos e articulações) são ativados, resultando no aumento dessa capacidade.

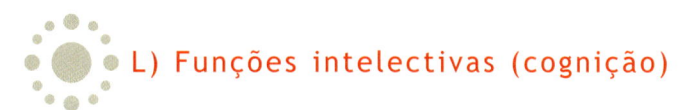

L) Funções intelectivas (cognição)

Nossa cognição, assim como nosso sistema de fala e linguagem, é influenciada pela integridade de nosso sistema motor, perceptual e de comportamento. O efeito do movimento tridimensional do cavalo pode ser usado para produzir efeitos em todo o mecanismo humano. A equoterapia oferece uma poderosa e compreensiva modalidade para remediar deficiências de cognição. Enquanto se leem e interpretam conceitos, se envolve a percepção espaço-visual. Algumas coisas simples, como segurar e utilizar um lápis, requerem uma grande dose de coordenação motora ampla e fina.

A psicomotricidade na equoterapia

Saber como começar uma sequência de eventos é uma parte das mais importantes de muitas atividades. A coordenação entre olhos e mãos, que é necessária para desenvolver a capacidade e habilidade de escrever e desenhar, também pode ser estimulada durante a sessão, através de vários modos diferentes de exercícios e brincadeiras.

Por meio de atividades propostas pelo terapeuta podemos estimular a memória (visual, auditiva, cinestésica), atenção (visual e auditiva), concentração, organização e orientação espacial e temporal, ritmo, lateralidade, direção, análise e síntese, associação de ideias, figura-fundo, raciocínio lógico, compreensão, sequência lógica, organização do pensamento, cor, forma.

Essas e outras habilidades similares são estimuladas durante a sessão, através de jogos e atividades recreativas, dependendo de cada caso.

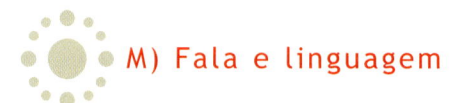

M) Fala e linguagem

A produção da fala correta requer um tônus postural adequado, padrões normais de movimentos, adequação muscular, coordenação fonorrespiratória, ritmo e tempo. Quando um praticante faz equoterapia, os músculos responsáveis pela produção da fala são influenciados pelo movimento tridimensional do cavalo. Isso dá um impacto nos músculos da cavidade oral, nas pregas vocais, nos músculos da laringe e nos músculos da respiração.

A equoterapia tem influência poderosa nos caminhos nervosos envolvidos na função linguística expressiva e receptiva, pois estimula uma grande saída de linguagem, como também melhor qualidade em seu contexto. Por isso, o impacto do movimento tem implicação direta na fala e na linguagem.

N) Melhoria do apetite, digestão e deglutição (controle de sialorreia)

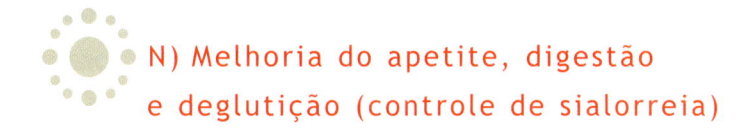

Assim como todas as formas de exercícios, montar estimula o apetite. O trato intestinal é estimulado, aumentando a digestão eficiente. O impacto dos músculos na cavidade oral, juntamente com a adequação postural, melhora os padrões de deglutição e do controle de sialorreia (salivação). Estes também podem ser estimulados e reforçados com exercícios propostos pelo terapeuta.

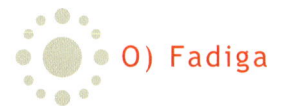

O) Fadiga

A sucessão de movimentos e ajustes posturais exige de certas musculaturas contrações rítmicas com as quais elas não eram acostumadas. A opinião médica geral é de que, em alguns casos, a fadiga ajuda a diminuir a espasticidade e a produzir relaxamento, principalmente no espástico-atetoide, quando o relaxamento sobrevém após uma longa sessão de exercícios. A fadiga desaparece rapidamente, portanto apenas um pequeno intervalo é necessário para restaurar o organismo.

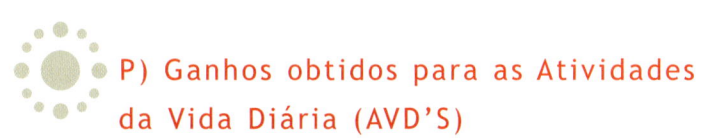

P) Ganhos obtidos para as Atividades da Vida Diária (AVD'S)

Pelo *feedback* dos pais e professores, a equoterapia provoca um aumento das habilidades que levam à melhoria nas atividades da vida diária, tais como, vestir-se, amarrar o cadarço do sapato, escovar os dentes.

A PSICOMOTRICIDADE NA EQUOTERAPIA

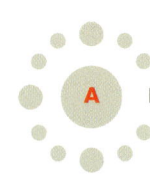

5.2. Benefícios sociais

Na esfera social, a equoterapia é capaz de diminuir a agressividade, tornar o praticante mais sociável, facilitando a construção de amizades. O praticante aprende a diferenciar significados importantes ou não quando é estimulado corretamente, promovendo melhor autopercepção, como exemplo: ajudar e ser ajudado, encaixar as exigências do próprio indivíduo às necessidades do grupo, aceitar as próprias limitações e as limitações do outro.

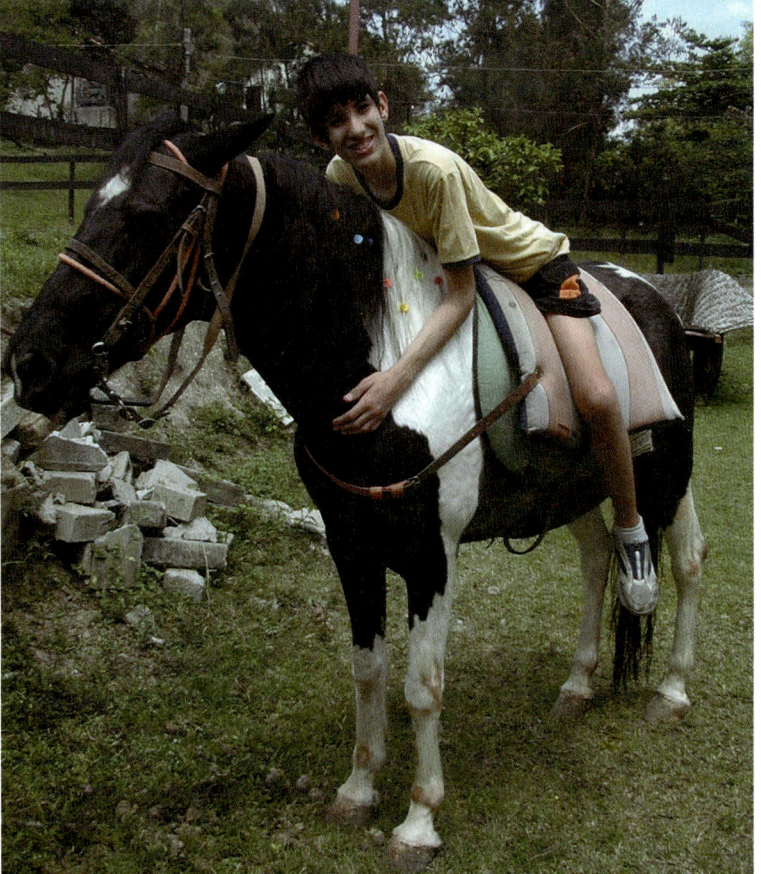

O abraço como demonstração espontânea de afeto

Apesar de a montaria ser uma atividade individual, normalmente encontram-se outras pessoas no picadeiro, como também, o encontro de outros praticantes no início e no final de cada sessão. Unidos pelo mesmo amor ao cavalo e por uma experiência comum de montaria formam um alicerce sólido para serem feitas aproximações e boas amizades. Eles desenvolvem interesses entre si em aprender mais sobre cavalos e como cuidar deles, despertando respeito e amor aos animais.

A equoterapia também favorece o enriquecimento de experiências, pois tudo o que envolve equitação e estar no mundo do cavalo é fascinante: o manipular do cavalo, fazer passeios externos, frequentar *shows* e eventos hípicos, como provas de hipismo clássico ou rural, oferecidas pelo estabelecimento hípico, tanto para pessoas "ditas normais ou não", torna-se para o praticante uma variedade de experiências e estímulos novos, que antes eram inacessíveis ou de acesso limitado pela sua condição.

5.3. Benefícios psicológicos

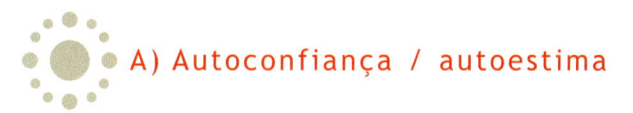

A) Autoconfiança / autoestima

Ter controle sobre um animal muito maior e mais forte do que o praticante faz com que a autoconfiança se processe, o que se torna algo grandioso para ele. Pela execução de pequenas tarefas com habilidades mais avançadas, a confiança passa a ser adquirida gradualmente. Participar de eventos e apresentações aumenta o desafio. A sensação de ser capaz, de poder realizar bem alguma coisa, pode ser considerada uma tarefa muito fácil para pessoas ditas "normais", mas para o portador de deficiência isso o fortalece e ele se sentirá uma pessoa normal,

A PSICOMOTRICIDADE NA EQUOTERAPIA

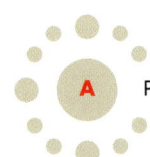

capaz. A pessoa especial começa a ver que ela própria tem controle sobre o mundo, controle esse associado à força do cavalo que ela monta, favorecendo, também, a melhora da autoestima. A fixação dos princípios básicos da equitação começa a desenvolver no praticante: a paciência e o autocontrole.

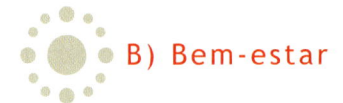

B) Bem-estar

O fato de a equoterapia ser realizada em um ambiente natural, ao ar livre, longe dos hospitais, das clínicas, das salas de terapia ou da própria casa, ajuda a promover uma sensação generalizada de bem-estar, o que é um fator importante na recuperação.

C) Estimula o interesse no mundo exterior

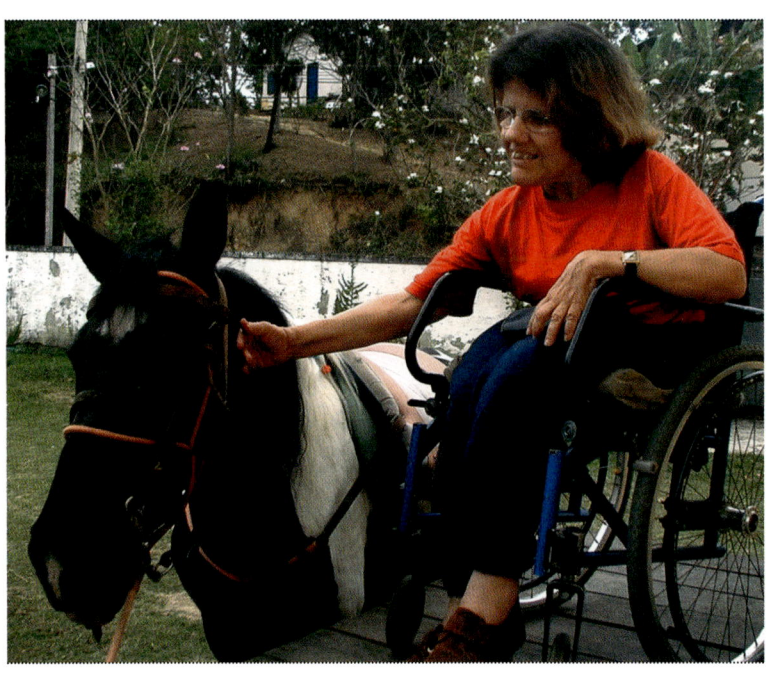

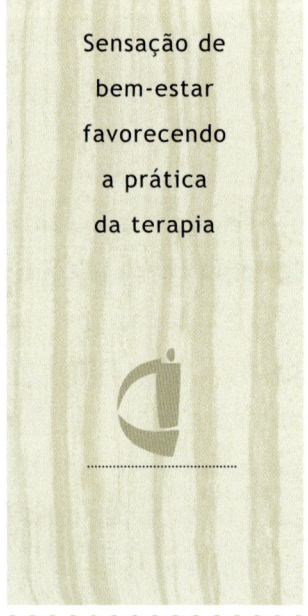

Sensação de bem-estar favorecendo a prática da terapia

Devido às deficiências, algumas crianças ficam confinadas em um mundo que tende a reduzir sua amplitude. Quando o praticante descobre o mundo que o rodeia sobre um cavalo, o sentido da vida se transforma, seus interesses se modificam, os exercícios ficam mais interessantes quando feitos sobre o dorso do cavalo.

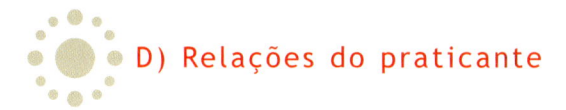

D) Relações do praticante

O outro aspecto da equoterapia é seu impacto sobre o lado psíquico do praticante. Muitos praticantes de equoterapia apresentam um distúrbio de relacionamento, que se manifesta fundamentalmente na incapacidade ou na dificuldade de interagir com as mensagens que chegam do ambiente externo, seja com o objeto seja interpessoal.

A equoterapia supõe uma relação triangular entre praticante, cavalo e terapeuta. O cavalo pode ser uma forma de acesso entre a realidade do praticante e a do terapeuta. Ele funciona como "objeto" intermediador entre o mundo intrapsíquico do praticante, carregado de fantasmas, de desejos e de angústias, e o mundo exterior.

O terapeuta precisará fazer com que o praticante passe por situações em que não se sinta ameaçado e encontre impulsos de motivação e de interesses, fazendo com que se torne um sujeito ativo.

Na equoterapia, o cavalo é uma novidade em relação a outras técnicas terapêuticas, pois ele não é uma pessoa nem um objeto, mas um ser vivo e comunicante que pode ser carregado de significados simbólicos. Ele é usado para despertar interesses, que já começam pelas características corporais, como o calor, cheiro, tamanho etc. Esses interesses tornam-se veículo de relação e intercâmbio.

A PSICOMOTRICIDADE NA EQUOTERAPIA

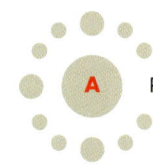

• A RELAÇÃO CAVALO / PRATICANTE

A relação cavalo / praticante é uma relação de amar ou não amar, de bem-estar ou de mal-estar. Será um jogo de prazer entre os dois. O cavalo necessita de afeto para estabelecer uma relação, assim como o praticante. Essa relação aparecerá um dia, mas não saberemos se foi o cavalo ou o praticante quem a estabeleceu primeiro. Será positiva quando o prazer de um for igual ao prazer do outro. E será negativa se o praticante vive com medo, angústia, pois a relação com o cavalo será difícil, talvez impossível, assim como o cavalo, se tiver sido maltratado, muito brutalizado com fins ditos de domagem. Nesse caso, será pouco utilizável para fins terapêuticos.

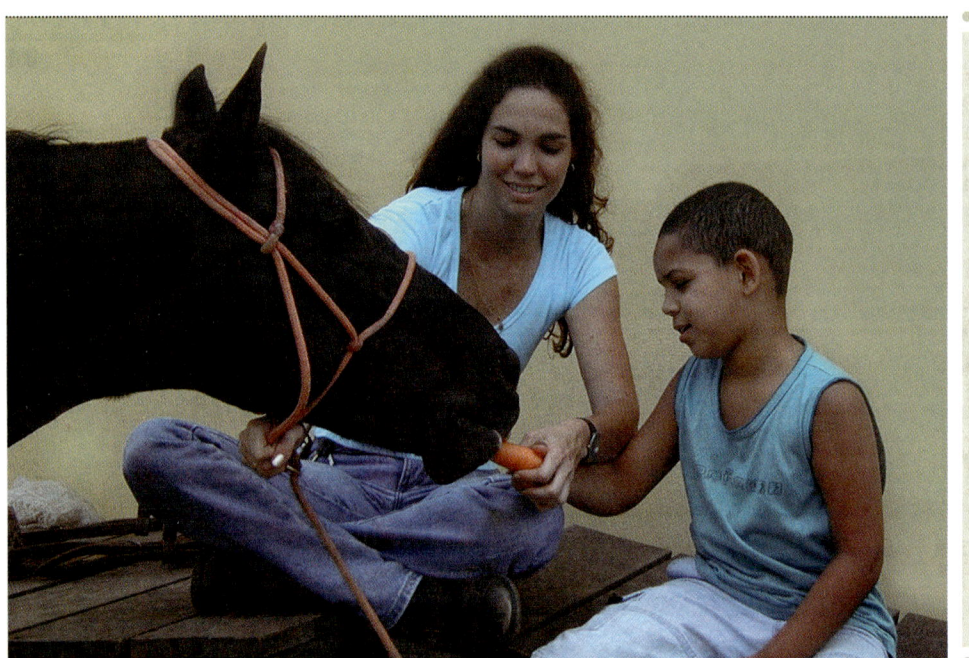

Aproximação e interação entre praticante e cavalo

Para que essa relação não se torne negativa, precisamos fazer com que o praticante não tenha medo do animal. Sua aproximação será gradual, sendo primeiramente só em nível de contato visual. À medida que o cavalo se torna uma visão cotidiana, podemos começar a aproximação aos poucos, iniciando-se com o toque, o acariciar, sentir seu cheiro, sua respiração, as diferentes partes do corpo do animal, ora duro e ora mais mole, ora liso e ora crespo. Em seguida, quando notarmos que o praticante não sente mais medo, poderemos colocá-lo sobre o dorso do cavalo. Se, apesar de tudo, o praticante não consegue vencer o medo, é necessário renunciar à equoterapia.

O ato de montar a cavalo consiste em uma longa série de movimentos rítmicos, pernas bem afastadas, o contato estreito com o corpo do animal, proporcionando uma descontração geral, que recai sobre a musculatura da bacia pélvica, local importante do prazer físico. Graças a este prazer, na relação cavalo / praticante, o cavalo pode ser considerado como:

A) um prolongamento do corpo do praticante, pois o praticante toma "posse" do corpo do animal, tendo-o como seu e levando-o aonde ele quer.

B) Prolongamento do corpo do terapeuta, pois em algum momento na terapia, o cavalo dará prova da sua existência e irá dissociar-se daquele que está sobre seu dorso, fazendo com que o praticante passe a considerá-lo como outro elemento. "Essa dissociação não é vivida como vinda diretamente desse mundo ameaçador dos outros homens, ao contrário, para vencer as dificuldades, apela-se ao terapeuta, que faz parte deste mundo. Este apelo pode ser a ocasião de um reconhecimento de si próprio com o terapeuta e dele como elemento não perigoso, sendo o cavalo o elemento com o qual o praticante está em contato direto" (HUBERT LALLERY, *apud* ANDE, 1996, Relacionamento entre o praticante e o cavalo. In: Coletânea, p. 76).

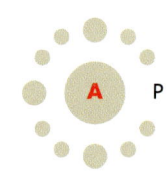

O praticante também pode continuar a vivenciar o cavalo como prolongamento do corpo do terapeuta para descarregar sobre ele a agressividade que não pode descarregar sobre o ser humano, devido às regras da sociedade que não o permitem.

C) Um ser autônomo, vivo e mediador, pois é através do cavalo que o terapeuta consegue obter respostas do praticante, que se solicitadas de maneira direta não conseguiria.

• A RELAÇÃO PRATICANTE / TERAPEUTA

A relação praticante / terapeuta é uma relação na qual se estabelece uma transferência, na qual o terapeuta assumirá o papel materno ou paterno, dependendo de cada caso e de suas personalidades. É uma tentativa de adequar essa relação, que normalmente está afetada. Essa transferência favorece sobretudo a reestruturação da relação mãe-filho. Normalmente se manifestam por linguagem corporal, ou seja, comportamentos regressivos, como sucção de dedo e perda no controle de urinar e de evacuar. Podemos considerar essas manifestações, no caso de pessoas com deficiências, como momentos positivos, pois fazem parte de um processo de evolução e melhora.

• A RELAÇÃO TERAPEUTA / CAVALO

A relação terapeuta / cavalo é uma relação forte, na qual são tecidas ligações muito específicas que têm influência certa em seus respectivos comportamentos.

Não basta apenas ter simpatia por um cavalo, temos de estabelecer uma boa relação, para que ele responda à solicitação do terapeuta, esteja condicionado à voz do terapeuta e que execute bem suas ordens. Para intensificar ainda mais essa relação, podemos dar em troca carícias, agradecimentos em forma de guloseimas, como forma de reconhecimento pelos serviços prestados. Assim ensinamos ao mesmo tempo ao praticante a ser afetuoso e gratificador.

6. Programas da equoterapia

A equoterapia é aplicada por intermédio de programas específicos organizados de acordo com as necessidades e potencialidades do praticante, da finalidade do programa e dos objetivos a serem alcançados. São eles:

6.1. Hipoterapia

Essa fase é caracterizada pelo fato de o praticante não ter condições físicas e/ou mentais para se manter sozinho sobre o cavalo. É necessário um auxiliar-guia para conduzir o cavalo e um terapeuta montado juntamente com o praticante, dando-lhe segurança, ou como em certos casos, acompanhando-o a pé ao seu lado, dando-lhe apoio no montar.

Nessa fase, o programa é essencialmente da área de reabilitação, voltada para as pessoas portadoras de deficiência física e/ou mental. O cavalo é usado principalmente como instrumento cinesioterapêutico.

A escola de Brasília determinou que a hipoterapia faz parte de uma das fases da equoterapia, sendo que as escolas da Europa, Estados Unidos e da Austrália utilizam a nomenclatura de hipoterapia para o tratamento em si.

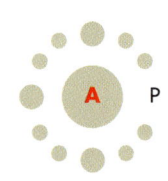

Ambas as nomenclaturas vêm a ser a utilização do cavalo como forma terapêutica.

6.2. Educação e reeducação

Nesse programa o praticante já apresenta condições de se manter sozinho sobre o cavalo, e já consegue interagir com o animal. Por esse motivo, depende menos do auxiliar-guia e o terapeuta não monta mais junto, somente o acompanha lateralmente.

O cavalo continua propiciando benefícios pelo seu movimento tridimensional e multidirecional e o praticante passa a interagir com mais intensidade. É nesse programa que o cavalo atua mais como instrumento pedagógico. Os exercícios realizados nesse momento são tanto na área reabilitativa como na área educativa.

6.3. Pré-esportivo

Aqui o praticante tem boas condições para atuar e conduzir o cavalo sozinho, podendo participar de exercícios específicos de hipismo. Ele passa a exercer maior influência sobre o cavalo, que é utilizado como instrumento de inserção social.

Também pode ser aplicado nas áreas reabilitativa ou educativa. Para muitos praticantes, esse programa não é alcançado devido a sua patologia.

7. A EQUIPE DE EQUOTERAPIA

O praticante que vem encaminhado para a equoterapia deverá ser avaliado por um médico responsável (ou da equipe ou por seu próprio médico), com o objetivo de indicar ou contraindicar a prática de equoterapia. Ele também dará respaldo à equipe de equoterapia, tanto nos aspectos clínicos como na alta do praticante.

A composição da equipe deve levar em consideração o programa de equoterapia a ser executado, a finalidade do programa e os objetivos a serem atingidos.

O praticante em tratamento conta com o acompanhamento de uma equipe que se encaixa, no momento, mais na interdisciplinaridade[4], com alguns momentos de transdisciplinaridade[5]. Esta pode ser formada, entre outros, por:

A) Profissionais da área da Saúde

- Fisioterapeuta
- Fonoaudióloga

---

[4] Interações entre disciplinas; diferentes profissionais trabalham juntos ao mesmo tempo, cada um em sua disciplina, mas com objetivo geral semelhante, buscando a coesão, a complementação e o enriquecimento do tratamento.

[5] Um profissional atua entre as diversas disciplinas com o mesmo praticante. "A transdisciplinaridade, como o prefixo 'trans' o indica, diz respeito ao que está ao mesmo tempo entre as disciplinas, através das diferentes disciplinas e além de toda disciplina.
Sua finalidade é a compreensão do mundo atual, e um dos imperativos para isso é a unidade do conhecimento." In: Congresso Internacional de Locarno: Que Universidade para o amanhã?
Em busca de uma evolução transdisciplinar da Universidade. Projeto CIRET-UNESCO Evolução transdisciplinar da Universidade - Locarno - Suíça, 1997.
(http://perso.club-internet.fr/nicol/ciret/)

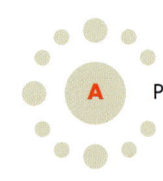

- Psicóloga
- Terapeuta Ocupacional
- Psicomotricista
- Médico

B) Profissionais da área da Educação

- Pedagogo
- Psicopedagogo
- Professor de Educação Física

C) Profissionais da área da Equitação e do trato animal

- Instrutor de Equitação
- Auxiliar-guia
- Tratador
- Veterinário
- Zootecnista

O praticante é avaliado pela equipe e a partir disso é elaborado um programa especial e definido em seus objetivos. As sessões são normalmente individuais e têm a duração média de 30 minutos cada.

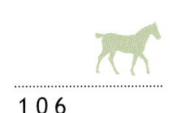

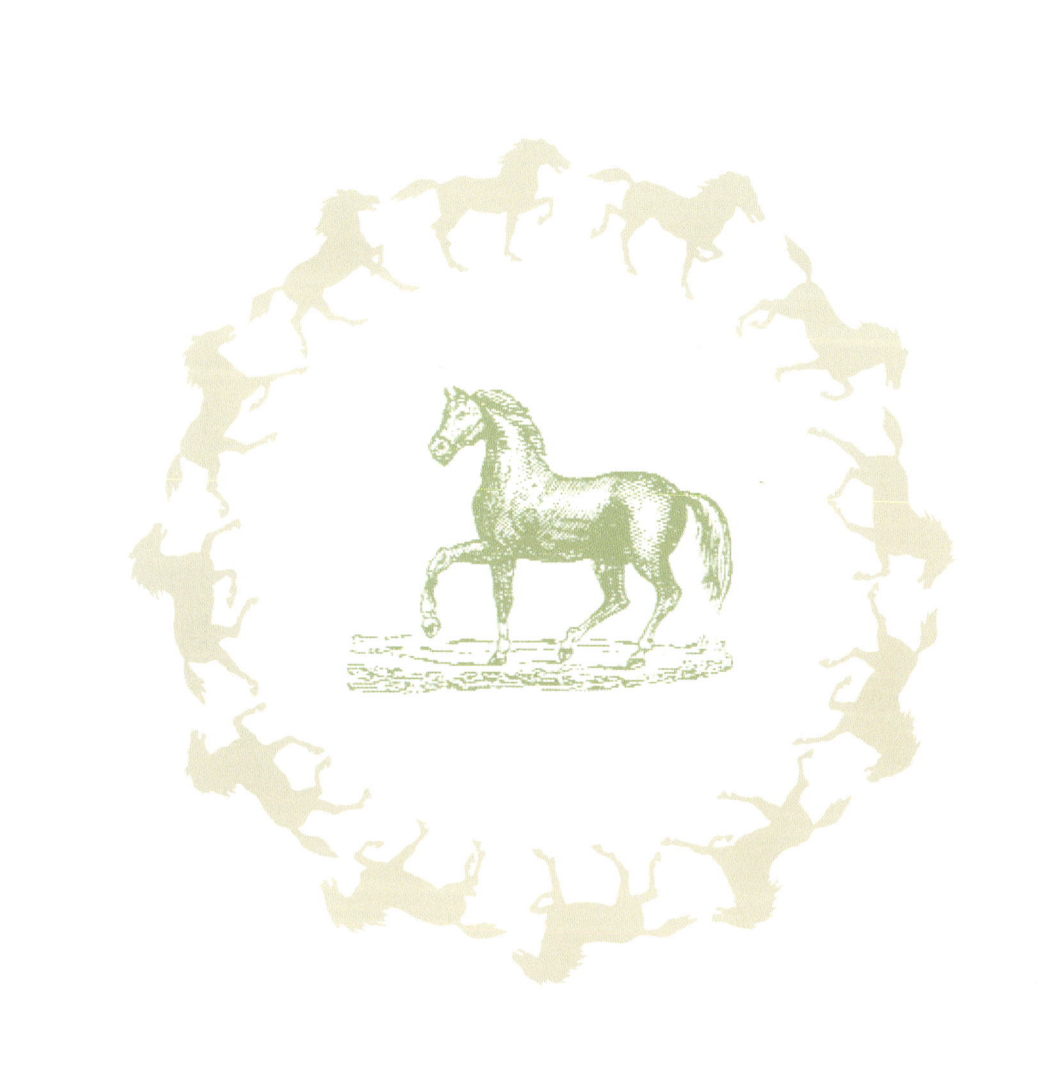

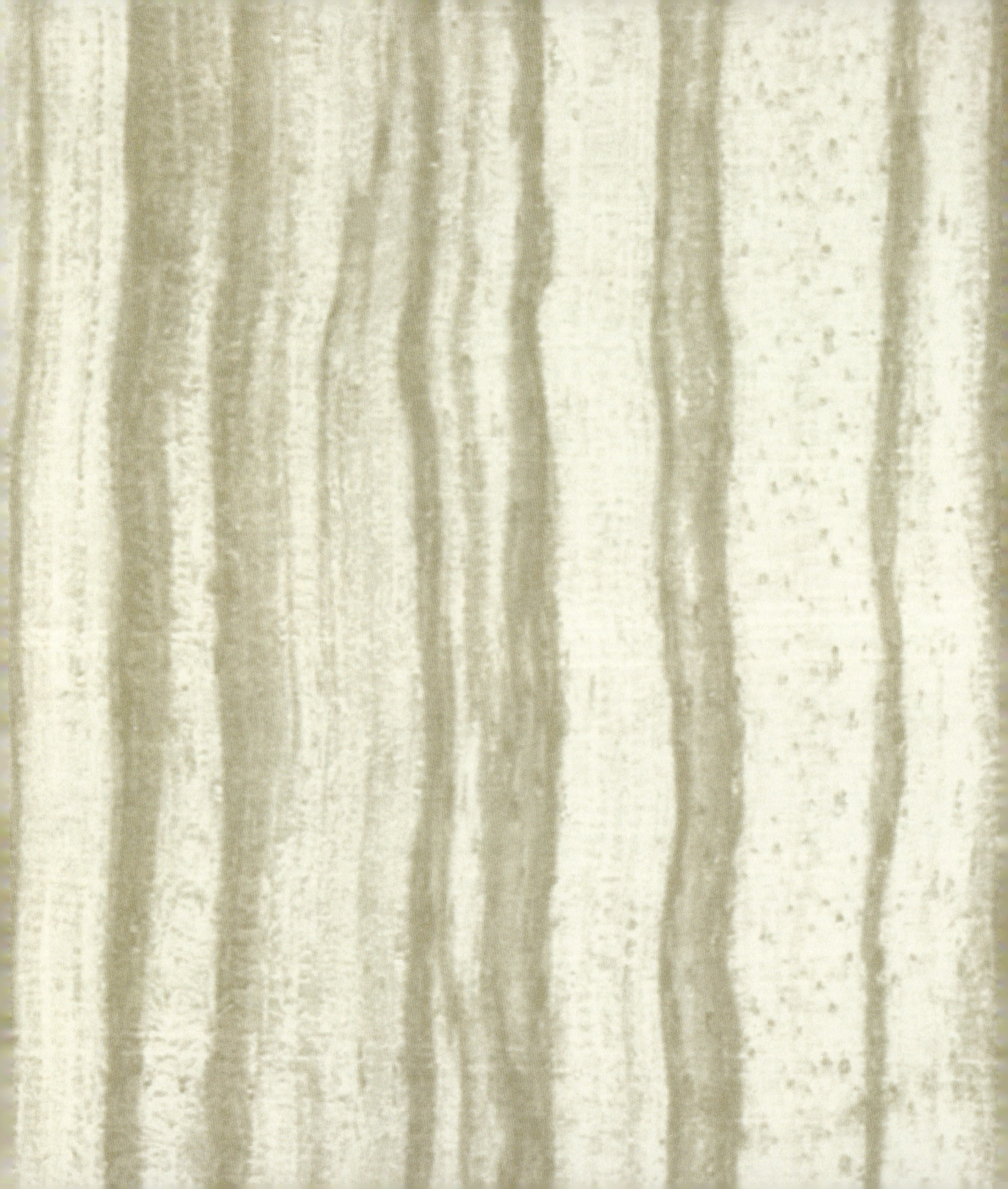

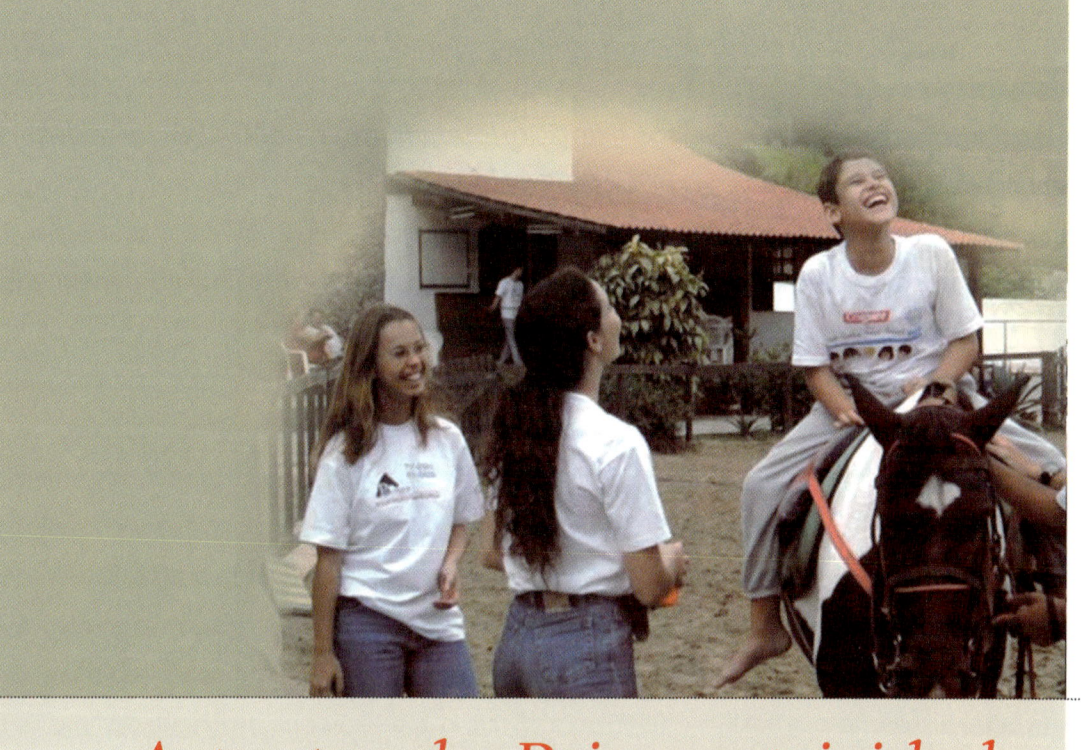

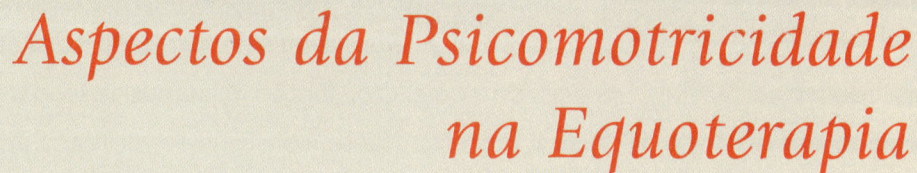

A Psicomotricidade na Equoterapia

Aspectos da Psicomotricidade na Equoterapia

3

A PSICOMOTRICIDADE NA EQUOTERAPIA

Diversos exercícios psicomotores podem ser utilizados na equoterapia para ajudar na reabilitação.

A coordenação motora engloba os movimentos amplos, finos e a dissociação de movimentos. Já de início, ao montar o cavalo, estamos trabalhando movimento amplo e dissociação, pois o praticante tem de lançar a perna direita por cima do dorso do animal. Jogar bola, abraçar, pegar na orelha ou no rabo do cavalo, assim como dar banho e escovar o cavalo são alguns exemplos para movimentos amplos e dissociação de movimentos. Estes últimos são também importantes na relação afetiva que a criança começa a estabelecer com o animal, proporcionando melhora na autoestima e autoconfiança, independência e senso de responsabilidade. O segurar a rédea com as mãos já estimula os movimentos finos, como fazer trança e pegar pequenos objetos presos na crina do cavalo ou então pegar folhinhas das árvores, visto que o trabalho é feito ao ar livre, o que ajuda na motricidade fina.

A estimulação do esquema corporal é feita na mesma forma do consultório com suas devidas adaptações, através de nomeação, função e comparação das partes do corpo do animal com o da criança. Posteriormente, consegue-se verificar a imagem corporal com desenhos, que podem ser feitos sobre a garupa do cavalo.

A lateralidade também já começa a ser estimulada quando o praticante monta, pois normalmente subimos pelo lado esquerdo do animal. Adaptamos basicamente os mesmos exercícios na equoterapia. Guiar o cavalo sozinho, por exemplo, já requer uma noção de lateralidade, para que não se erre o caminho estabelecido pelos terapeutas.

Por ser um trabalho ao ar livre, as percepções olfativa e auditiva são estimuladas junto à natureza. O relinchar do cavalo, a buzina do carro e o som da ferradura do animal, assim como o cheiro do estrume, da comida, do remédio, são mostrados ao praticante.

> Além de todos os benefícios a terapia pode ser encarada como lazer

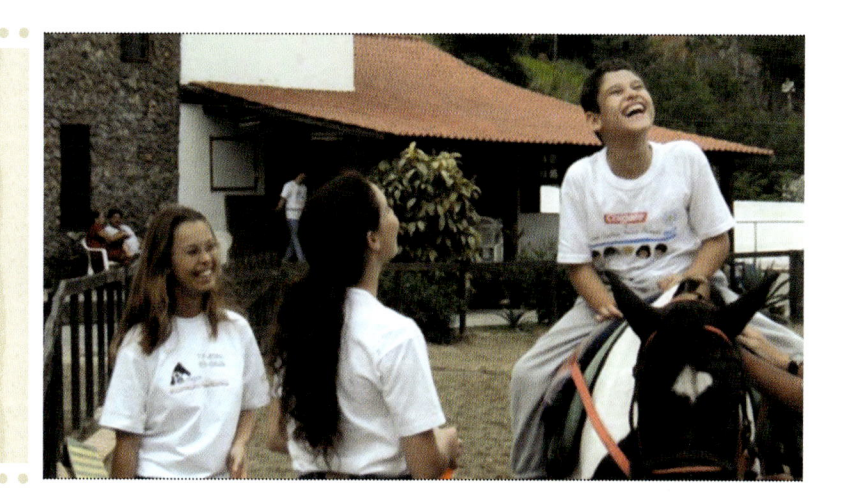

Todas as funções intelectivas, como memória, atenção, análise e síntese, organização do pensamento, orientação e organização espacial e temporal, figura-fundo, percepção visual, relação espacial, coordenação visomotora, ritmo estão sendo estimuladas durante qualquer tipo de exercício. Dependendo da necessidade de cada praticante, uma função será mais enfatizada através de atividades específicas e adaptadas.

Todo trabalho com o ser humano que pretenda ser completo tem ganhos maiores se realizado com visão holística. A garantia da eficiência do trabalho em equipe está baseada na melhora da qualidade de vida da pessoa e, desta forma, a equipe tem a finalidade de procurar trocar informações entre si, procurando enriquecer a visão de cada integrante, numa concepção de interdisciplinaridade. Cabe ao psicomotricista utilizar o cavalo como um recurso terapêutico, aplicando seus conhecimentos para desenvolver uma variedade de benefícios físicos, mentais, sociais, educacionais e comportamentais e trocar suas experiências com os demais.

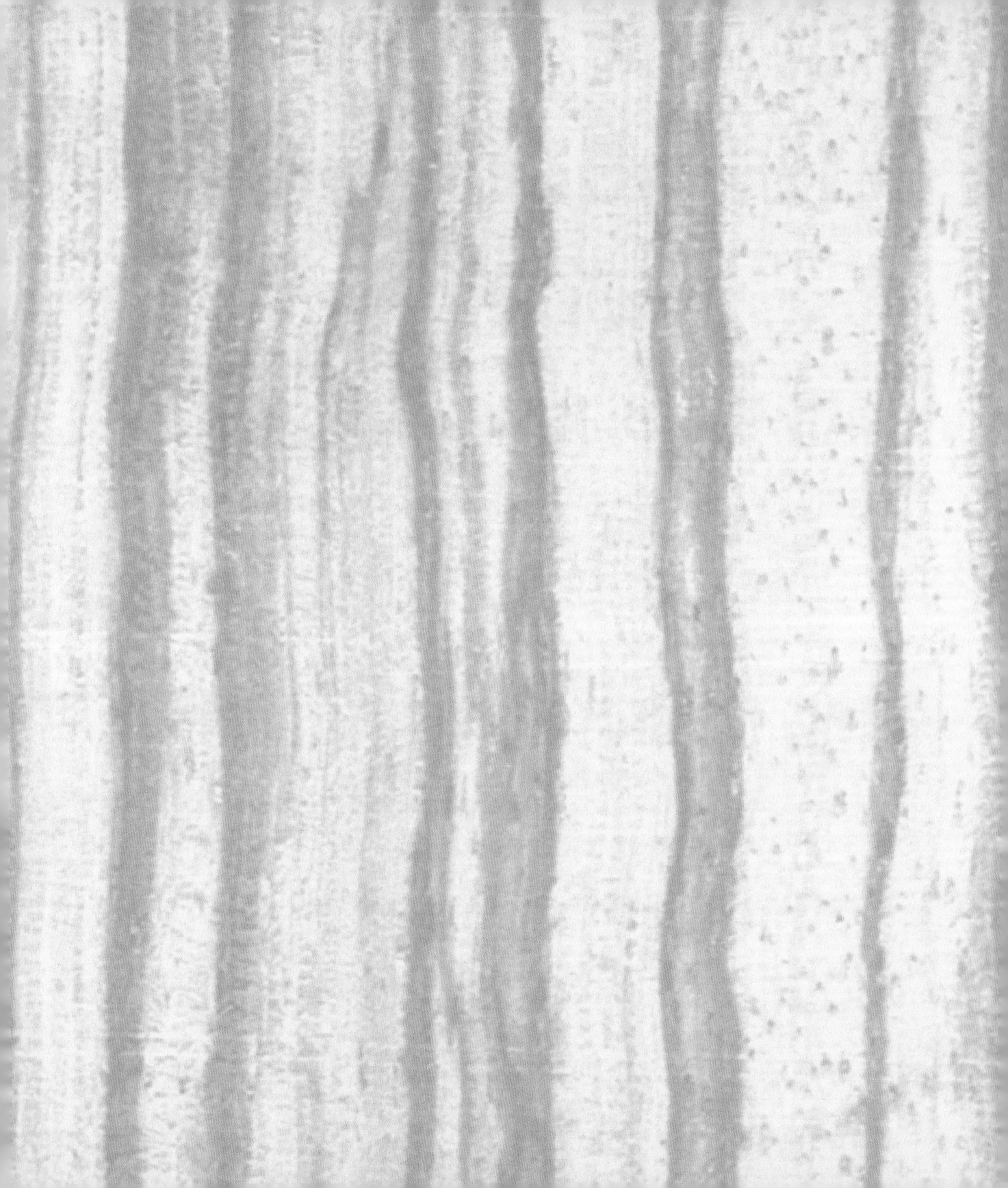

Caso Clínico

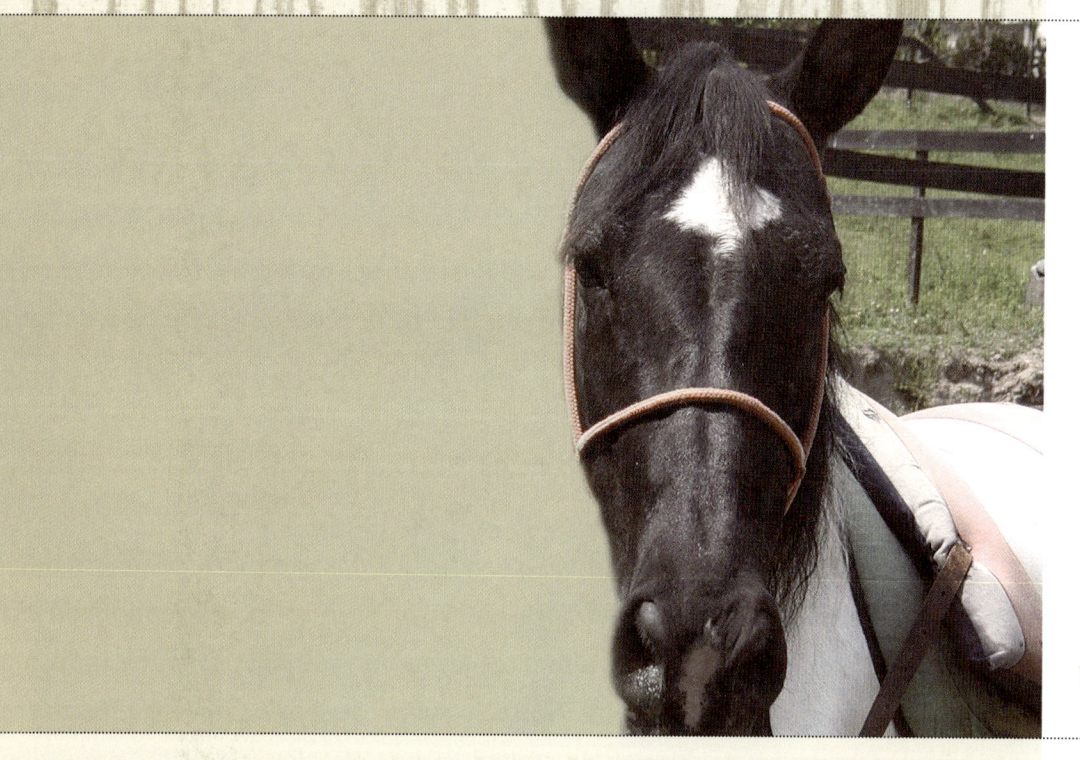

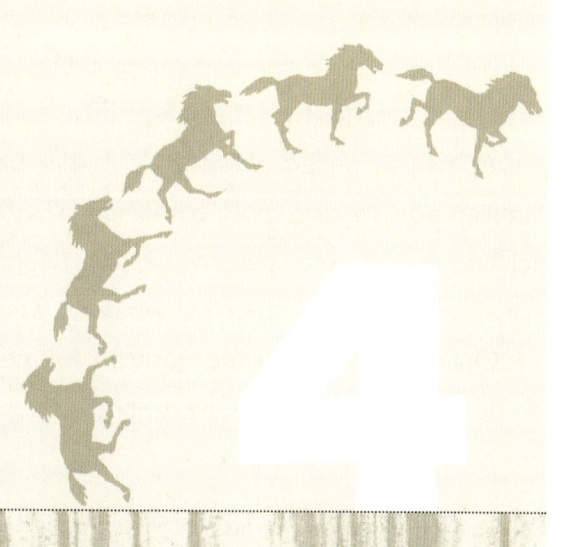

4

PSICOMOTRICIDADE NA EQUOTERAPIA

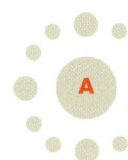

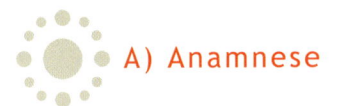

A) Anamnese

R.C. é um menino que nasceu em 1988 e que chega para realizar equoterapia em novembro de 1999, aos seus 11 anos. O motivo da procura por esse tipo de terapia foi o esgotamento / cansaço da terapia fonoaudiológica tradicional, em busca de uma terapia alternativa.

A queixa apresentada era a dificuldade de lateralidade, gagueira, ansiedade e nistagmo de um olho.

Na entrevista, a mãe relata que sua gravidez foi desejada. É o primeiro de uma prole de 3 filhos. Durante a gravidez apresentava pressão baixa, chegando a desmaiar às vezes. Segundo a mãe, seus sentimentos estavam mais aguçados. Ficando muito nervosa, chorava por qualquer coisa. Aos seis meses de gravidez passou muito mal e os médicos detectaram problemas de rachadura na bolsa. Passou a ficar em repouso total. Esse fato a incomodou muito, ficando ainda mais nervosa e fragilizada. Com sete / oito meses tiveram de mudar da casa onde estavam (aluguel) e precisaram ir morar com a sogra. Isso a deixou mais fragilizada, pois não queria ficar lá e, sim, ter seu próprio lar.

R.C. nasceu de parto cesário, a termo, sem qualquer complicação. A mãe teve depressão pós-parto, achando-se incapaz de cuidar de uma criança tão frágil. Nessa época, os pais tinham acabado de mudar para uma nova casa. A mãe ficou sem ajuda familiar por 15 dias, pois como ainda não havia instalado telefone, a avó materna achava que a avó paterna estava ajudando-a e vice-versa. Esse período foi considerado como o pior pela mãe do praticante.

Quanto ao aleitamento materno, foi muito complicado. A mãe relata que chorava de dor. Seu peito apresentava-se cheio de rachaduras. O leite empedrou e o seio não apresentava leite, mas a mãe não se preocupou com isso, somente sabia que era importante para o bebê o aleitamento materno. Depois de 15 dias de tentativas, o bebê não parava de chorar e estava emagrecendo. Ela procurou o pediatra, pois desconfiou que algo não estava certo. O pediatra, na hora, mostrou que a mãe não apresentava leite, que o choro do bebê era de fome, suspendendo a alimentação no seio e passando para a mamadeira. Nesse momento, a mãe ficou abalada, sentia-se culpada por não ter desconfiado disso e passou por uma crise de choro. Após esse período, já com ajuda familiar e menos fragilizada, não houve mais problemas quanto à alimentação. Passou por todas as etapas (líquido – pastoso – sólido) sem complicações, embora relate que o praticante nunca sugou direito e tinha dificuldades em mastigar coisas sólidas, mais por preguiça do que por algum problema físico / anatômico. Atualmente só não gosta de carne e refrigerantes.

A respeito do desenvolvimento da conduta do sono, a mãe alega que R.C. dorme bem, tem um sono calmo e apresentava bruxismo[6]. Um comportamento, ao contrário, durante o dia, que era muito agitado, hiperativo, segundo a mãe. Apresentou onicofagia[7] e chupou chupeta até os 4 anos.

Desenvolveu controle dos esfíncteres sem problemas. Não se lembra das idades da retirada da fralda diurna e noturna, mas relata que esse processo foi tranquilo.

Em relação ao desenvolvimento psicomotor relata que passou por todas as etapas, dentro da normalidade, segundo o acompanhamento pediátrico. Mas notava que R.C. durante o engatinhar puxava de uma perna, às vezes. Não se lembra mais de qual, mas recorda-se que todos achavam "tão engraçadinha" a forma como R.C. engatinhava. Relata também que na época ganhara um andador e que o praticante fora colocado

---

[6] Rangido dos dentes durante o sono
(fonte http://www.emedix.com.br/cgi-bin/dic.cgi)

[7] Hábito de roer as unhas
(fonte http://www.emedix.com.br/cgi-bin/dic.cgi)

nele ainda antes da época. Este era usado principalmente na casa da sogra quando ficava por lá, enquanto a mãe voltara a trabalhar nos períodos da tarde. Lembra-se que R.C. era somente "olhado" e pouco cuidado na casa da sogra. Arrepende-se atualmente por ter usado o andador, mas na época não sabia da importância do desenvolvimento psicomotor.

Em relação à fala, a mãe relata que R.C. expressava-se até os 2 anos com /a/ para tudo que queria. Somente ela e a avó o entendiam. Depois passou a trocar todos os fonemas na fala (dislalia) e com 3 anos iniciou tratamento fonoaudiológico.

Quando entrou para a escola apresentou dificuldades em adaptar-se. A mãe lembra que ficou indo para a escola por 4 / 5 meses e depois, quando parou de ir, R.C. continuou a chamar por ela durante vários meses seguidos. Quando estava no maternal, apresentava dificuldades em se comunicar, o que o deixava nervoso e ele chorava. Quando aprendeu a falar, segundo a mãe, apareceu a gagueira. Segundo ela, custava a pegar a frase, falava rápido, sem parar e respirar. Às vezes, repetia a fala, ora bloqueava e depois "cuspia" tudo sem parar. A mãe relata que o avô era gago, ela, até os 6 / 7 anos e o pai, até hoje, porém o quadro do pai é controlado, pois fez tratamento fonoaudiológico.

Quando R.C. passou para a alfabetização apresentou muita dificuldade na aprendizagem, deixando-o novamente muito nervoso e ele chorava para aprender. Na escola era excluído do futebol por causa da dificuldade da lateralidade e R.C. não participa de jogos, pois não gosta de competir.

Continuou no tratamento fonoaudiológico (passou por 3 profissionais diferentes) e também realizou ortóptica por alguns anos, devido ao nistagmo do olho.

Em relação à sexualidade, R.C. nunca pergunta sobre o assunto, desconversa sempre, embora os pais sempre procurem conversar com ele sobre o tema.

R.C. desde pequeno vivia "encatarrado" e com rinite alérgica.

Mãe relata que quando seu segundo filho, B., nasceu, em fevereiro de 1992, ela apresentou complicações pós-parto. Teve de voltar para o hospital por 4 dias para realizar uma curetagem. A mãe relata que "largou" o R.C. nessa época. Só voltou a dar atenção após uns 20 dias, pois além de se restabelecer fisicamente estava com uma criança recém-nascida em casa.

A mãe relata que R.C. sempre foi muito sociável, afetuoso, feliz, até o dia que seu primeiro irmão nasceu, quando começou a se retrair e ficar muito agressivo, chegando a ter crises fortes de ódio, aos seus 7 / 8 anos de idade. "Parecia que não era ele, estava fora de si", segundo a mãe. "Sempre briga com o irmão, perde o limite e o provoca."

Quando seu terceiro filho, E., nasceu, em 16 de junho de 1998, R.C. estava na casa da avó, em São Paulo, por 20 dias. A mãe acha novamente que "abandonou" seu filho durante esse período.

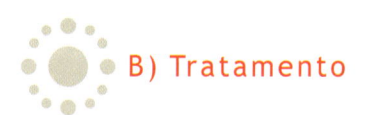

B) Tratamento

R.C. chegou para seu primeiro atendimento, muito curioso. Não sabia o que esperava. Foram-lhe apresentados a égua Tieta, os profissionais relacionados à terapia e o que faria conosco. Ficou bem animado e tão interessado que queria começar logo e numa frequência de duas vezes na semana.

Observou-se somente no primeiro dia a manifestação do nistagmo em seu olho esquerdo e por muito pouco tempo. Após esse dia nunca mais foi observado esse aspecto, que simplesmente desapareceu.

R.C. apresentava uma dificuldade de lateralidade muito grande e notou-se, com o tempo, também uma falta de atenção e de memória bastante acentuada. Sua gagueira não era sistemática, piorava quando ficava ansioso. Sua postura corporal apresentava-se cifótica e bem relaxada. Mostrava-se sempre muito cansado e com muita preguiça para a realização de qualquer atividade.

Iniciou-se o tratamento, duas vezes na semana, com a reeducação postural, quando foram realizados vários exercícios sobre o cavalo, tanto sentado de frente, de lado e de costas para a cabeça do animal. Aproveitaram-se esses momentos para estimulação do esquema e da imagem corporal.

Desde o início do tratamento foi-se apontando que a montaria era feita pelo lado esquerdo do animal, iniciando-se aos poucos a estimulação da lateralidade corporal. Através de atividades no próprio corpo do praticante, no corpo da Tieta e através de desenhos foi-se estimulando este aspecto. À medida que os exercícios iam se desenvolvendo, o grau de dificuldade ia aumentando.

Depois de 3 meses, o praticante foi adquirindo mais confiança nele mesmo e na égua, o que lhe possibilitou começar a guiar o animal sozinho. Sua postura já estava adequada para essa fase e sua atenção já havia melhorado bem. Introduziram algumas noções de equitação para esse ato. Sua gagueira estava diminuindo a cada dia, apresentando-se somente quando mostrava-se muito ansioso.

R.C. mostrava-se cada vez mais interessado e animado para a realização de qualquer atividade. Foram-se estimulando todas as funções intelectivas e a cada dia notava-se melhora nessas funções.

Em março de 2000, R.C. teve de se ausentar da terapia por um mês, pois havia se queimado gravemente com a explosão de uma garrafa de álcool. Ficou ferido em todo o seu braço direito e parte de seu peito. Passou a usar uma tala elástica para sua recuperação.

Quando retornou à terapia notou-se uma pequena regressão em seu tratamento. Mostrou-se inseguro, passou a gaguejar um pouco, sua autoestima estava baixa e a atenção bem dispersa. Iniciou-se com exercícios fáceis e de confiança para melhoria de sua autoestima e autoconfiança. Aos poucos, por volta de 2 meses, foi retomando suas atividades e voltou ao nível de tratamento que estava antes do acidente.

R.C. ficou em tratamento duas vezes por semana por um ano e observou-se adequação de vários aspectos: a lateralidade em poucos meses de tratamento mostrou-se adequada para sua idade e a gagueira diminuiu bruscamente, passando a gaguejar somente quando mostrava-se muito ansioso, como já foi dito anteriormente.

Depois desse ano, R.C. comprou seu próprio cavalo, entrou para aulas de equitação na escolinha de equitação do clube e passou a realizar a equoterapia uma vez por semana, com enfoque principalmente na atenção e na memória. Nesse momento já se observavam melhoras significativas nesses aspectos, porém não estavam ainda compatíveis com sua idade. Trabalhou-se muito em cima dessas dificuldades através de jogos, brincadeiras e manejo com o animal durante o segundo ano.

No final desse ano de equoterapia, R.C. saiu de férias e por motivos pessoais não retornou mais à terapia. Faltou pouco para alcançar os objetivos da alta.

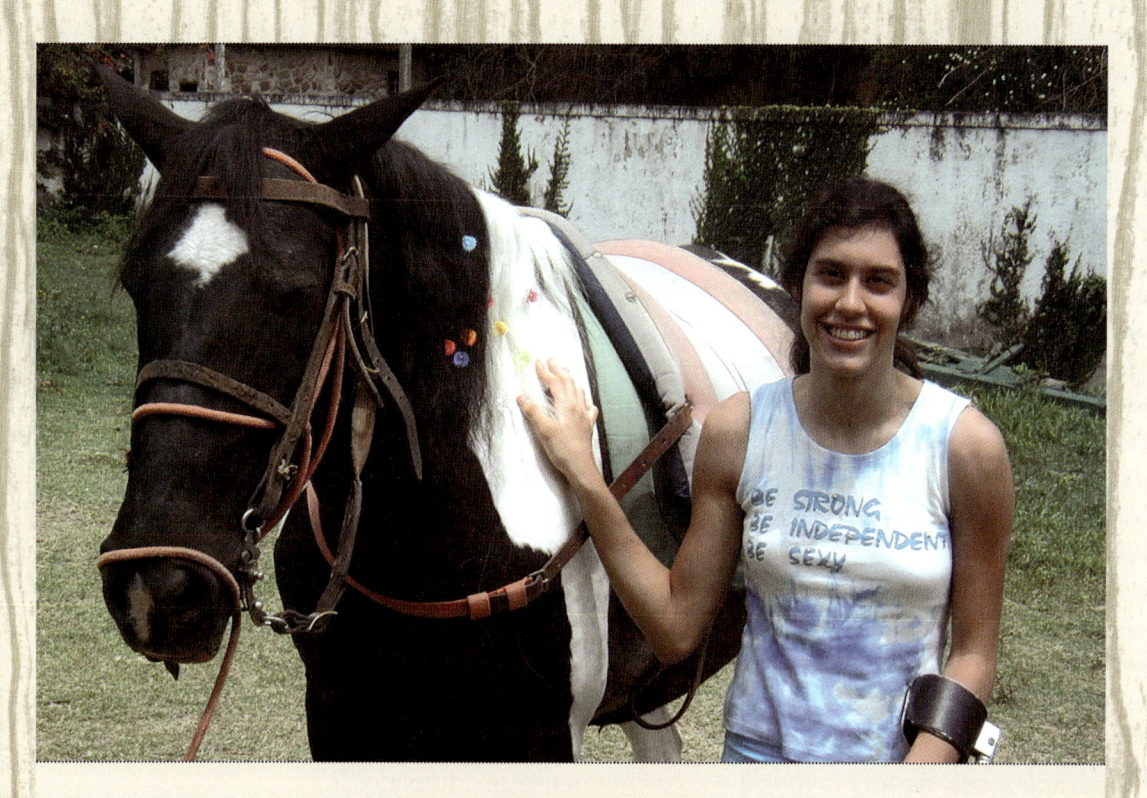

Conclusão

"Acreditem que tudo podemos,
pois temos o direito e viemos para
sermos felizes."

A PSICOMOTRICIDADE NA EQUOTERAPIA

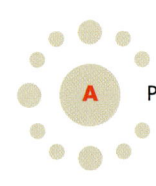

Durante todo o livro ressaltamos os aspectos psicomotores encontrados em uma sessão equoterápica, mostrando o quanto eles estão presentes e são importantes na reabilitação.

A equoterapia é um dos raros métodos em que o praticante vivencia muitos acontecimentos ao mesmo tempo e no qual as ações, reações e informações são bastante numerosas. O trabalho ao ar livre diferencia este de muitos outros métodos, o que representa uma excelente oportunidade de transformar o ambiente da terapia e oferecer ao praticante uma nova forma de alcançar suas metas.

Dessa forma, um dos aspectos mais importantes nesse tipo de tratamento é que se conscientiza o praticante de suas capacidades e não de suas incapacidades, trabalhando-o como um todo. O cavalo é utilizado como instrumento de trabalho, com o qual o profissional aplica seus conhecimentos para alcançar os objetivos terapêuticos, de forma lúdica e extremamente produtiva.

Após levantamento de todo o material bibliográfico, constatamos que existe uma vasta escolha de livros, trabalhos acadêmicos, artigos e demais registros contendo informações que abordam a psicomotricidade, com seus variados enfoques: educativos, reeducativos e terapêuticos. Nesse aspecto, a equoterapia ainda tem um longo caminho a seguir. Por ser ainda muito recente no Brasil, não se apresentam muitas publicações científicas, nem bibliográficas. Portanto, não se pode ter a pretensão de ter aqui esgotado o tema, mas esperamos ter dado uma contribuição e um incentivo ao desenvolvimento e ao enriquecimento científico da equoterapia e em suas interfaces com a Psicomotricidade.

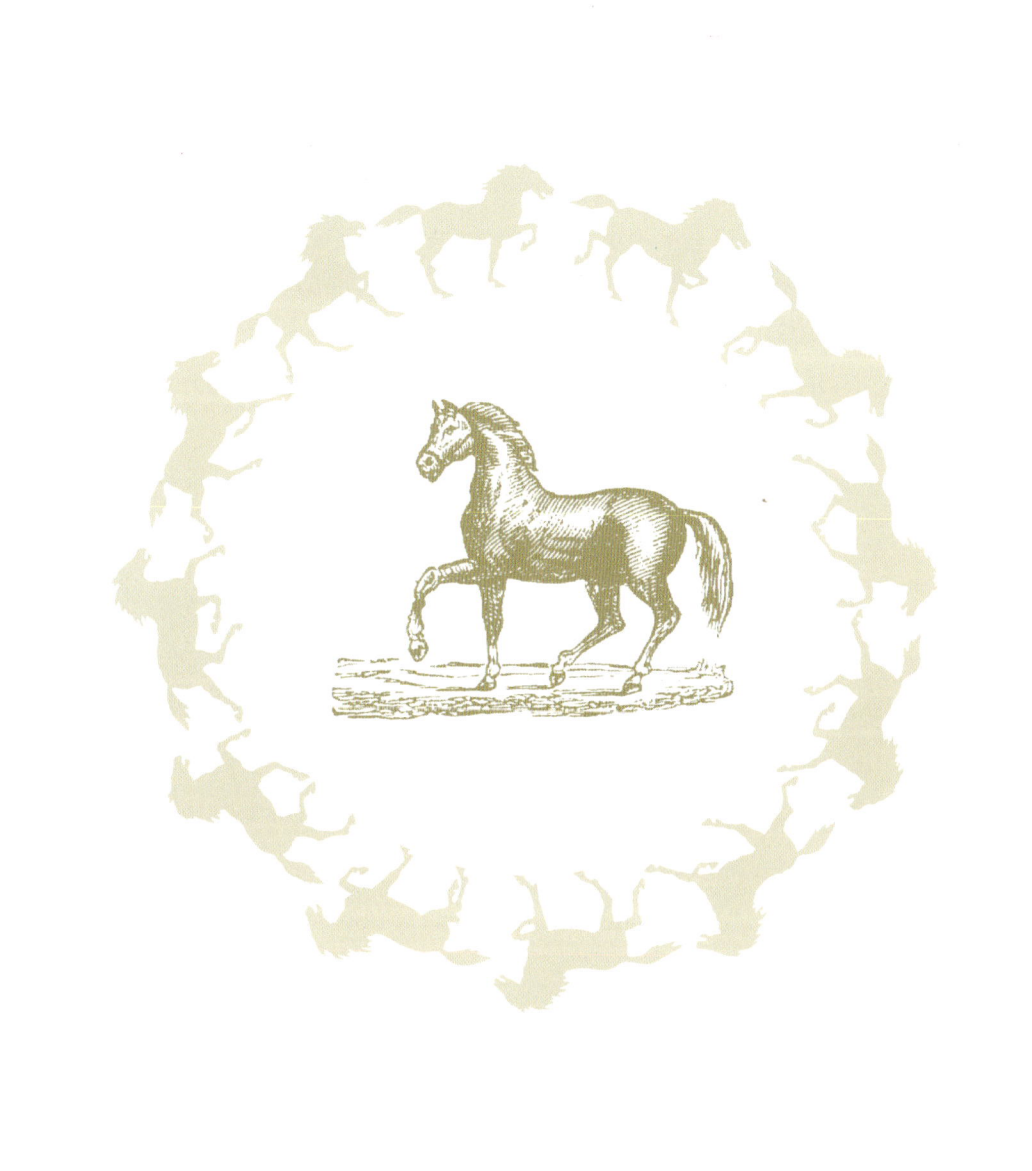

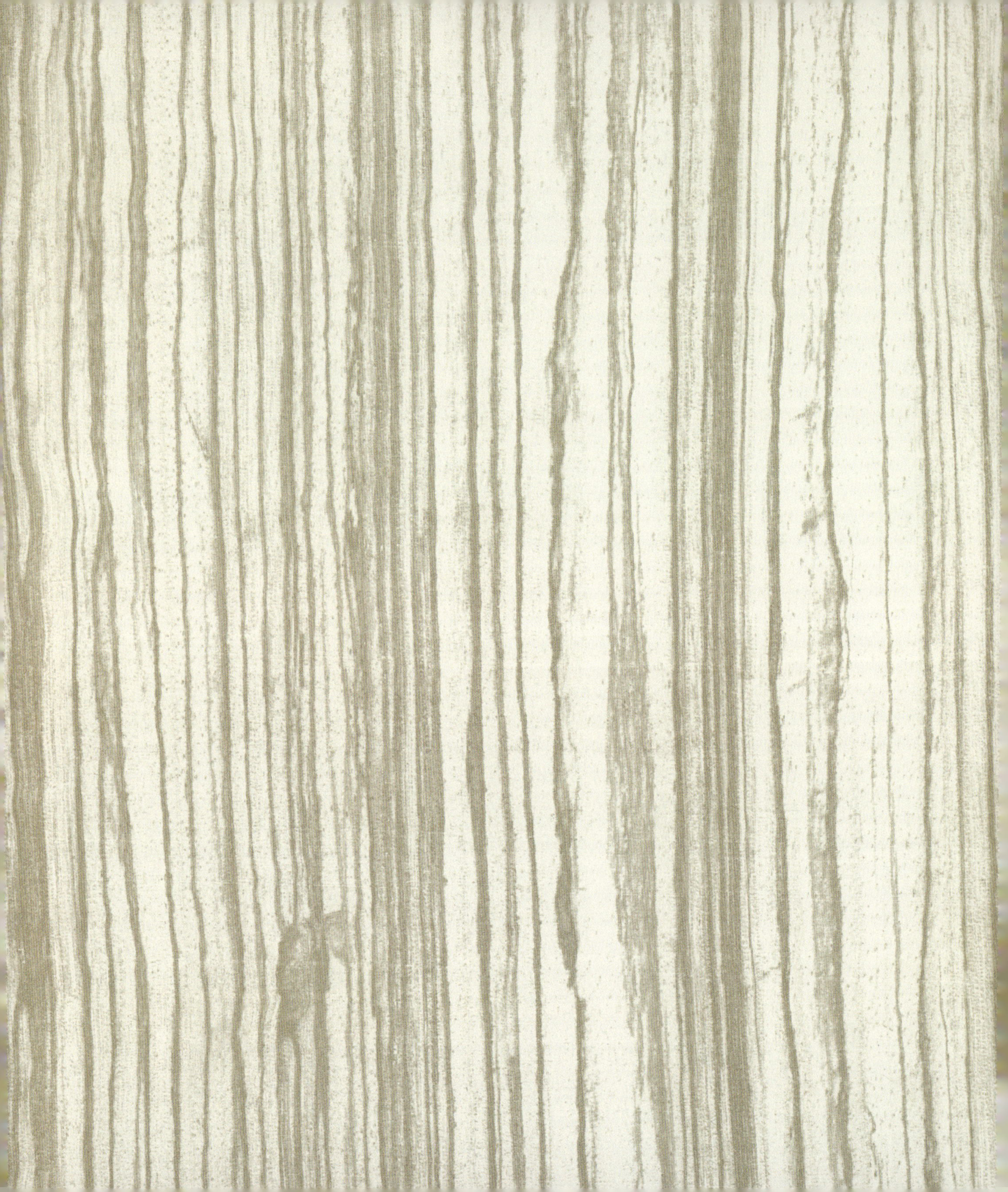

Bibliografia

1. ASSOCIAÇÃO NACIONAL DE EQUOTERAPIA. Fundamentos Básicos sobre Equoterapia. In: Coletânea de Trabalhos do I Congresso Brasileiro de Equoterapia. Brasília, 1999.

2. _____. Fundamentos Doutrinários da Equoterapia no Brasil. In: Apostilas do curso básico de Equoterapia. Brasília, 1998.

3. _____. O cavalo. In: Apostilas do curso básico de Equoterapia. Brasília, 1998.

4. CITTERIO, Daniele Nícolas. História da Equoterapia no Mundo. In: Apostilas do curso básico de Equoterapia. Associação Nacional de Equoterapia. Brasília, 1998.

5. COSTE, Jean-Claude. A psicomotricidade. Rio de Janeiro: Guanabara Koogan, 1992.

6. FREIRE, Heloisa Bruna Grubits. Equoterapia – Teoria e Técnica: uma experiência com crianças autistas. São Paulo: Vetor, 1999.

7. HERBERT, Sizinio; XAVIER, Renato: Ortopedia e Traumatologia: princípios e prática, 2ª ed., Porto Alegre: Artemed, 1998.

8. HURTADO, J. G. G. M. Dicionário de Psicomotricidade. Porto Alegre: Prodil, 1991.

9. JACCARD, Maya Boss. O cavalo de terapia: considerações etiológicas. In: Coletânea de Trabalhos do I Congresso Brasileiro de Equoterapia, Associação Nacional de Equoterapia. Brasília, 1999.

10. JUNIOR, Frederico Lozada Frazão Pereira. Equoterapia: existe um cavalo ideal? In: Coletânea de Trabalhos do I Congresso Brasileiro de Equoterapia. Associação Nacional de Equoterapia. Brasília, 1999.

11. LE BOUCH, J. O desenvolvimento psicomotor: do nascimento até os 6 anos. Porto Alegre: Artes Médicas, 1986.

12. LEVIN, Esteban. A Clínica Psicomotora: o corpo na linguagem. Petrópolis: Vozes, 1995.

13. LIPPERT, Lynn. Cinesiologia clínica para fisioterapeutas, incluindo teste para autoavaliação, 2ª ed., Rio de Janeiro: Revinter, 1996.

Bibliografia

14. LOPES, Myrian Leonel Pimenta; ROCHA, Carlos Alberto Franck. Fisioterapia aplicada à Equoterapia. In: Apostilas do curso básico de Equoterapia. Associação Nacional de Equoterapia. Brasília, 1998.

15. LUBERSAC, Renée de; LALLERY, Hubert. Relacionamento entre o praticante de equoterapia, a equipe e o cavalo. In: Coletânea 96, Associação Nacional de Equoterapia. Brasília, 1996.

16. MARINS, Beatriz Maria Berro. Equoterapia. Monografia (Pós-Graduação "Latu Sensu" em Neurologia da Motricidade) – Instituto Brasileiro de Medicina de Reabilitação. Rio de Janeiro, 1996.

17. MEUR, A. de; STAES, L. Psicomotricidade: educação e reeducação, São Paulo: Manole, 1989.

18. OSÓRIO, Irma do Carmo. Psicomotricidade na pré-escola. Belo Horizonte. Ed. Lancer.

19. RASCH, Philip; BURKE, Roger. Cinesiologia e Anatomia aplicada. Rio de Janeiro: Guanabara Koogan, 1977.

20. SABOYA, Beatriz. Bases Psicomotoras: aspectos neuropsicomotores e relacionais no primeiro ano de vida. Rio de Janeiro: Trainel Produções Culturais e Editoriais Ltda, 1995.

21. STRAUSS, Ingrid. Hippotherapie: Neurophysiologishe Behandlung mit und auf dem Perd. Stuttgart, Germany: Hoppokrates Verlag, 2000.

22. WICKERT, Hugo. O cavalo como instrumento cinesioterapêutico. In: Coletânea de Trabalhos do I Congresso Brasileiro de Equoterapia, Associação Nacional de Equoterapia, Brasília. 1999.

Sites Pesquisados

1. CICCO, Lúcia Helena Salvetti de. Cavalo - Anatomia: regiões do corpo. Disponível em: <http://www.saudeanimal.com.br/cavalo4.htm>
Acesso em: 14 abr. 2002.

2. SOCIEDADE BRASILEIRA DE PSICOMOTRICIDADE. A psicomotricidade. Disponível em: <http://www.psicomotricidade.com.br/psicomotricidade.html>
Acesso em: 14 abr. 2002.

3. MARQUES, Eunofre. Conceitos de Psicomotricidade. Disponível em: <http://www.eunofre.hpg.ig.com.br/psiquismo/psiquism271.html>
Acesso em: 14 abr. 2002.

4. SABOYA, Beatriz. Psicomotricidade. Disponível em: <http://www.clinica.beatrizsaboya.nom.br/psicom.html>
Acesso em: 14 abr. 2002.

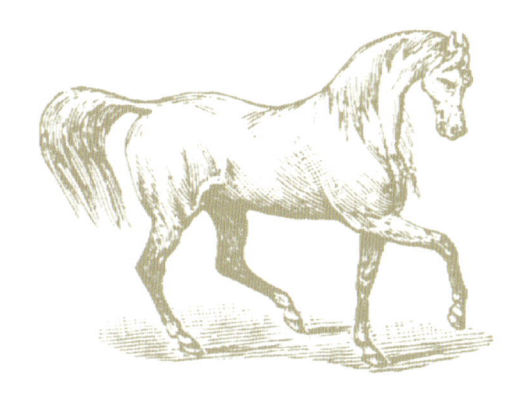

Esta obra foi composta em CTcP
Capa: Supremo 250g – Miolo: Couchê fosco 115g
Impressão e acabamento
Gráfica e Editora Santuário